La Di

¡Un plan alimenti
ciencia para revertir los síntomas a
través de la restauración del equilibrio
hormonal, el aumento de la fertilidad y
la pérdida de peso efectiva!

Jane Kennedy

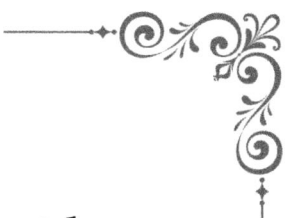

Tabla de Contenidos

INTRODUCCIÓN

    Capítulo Uno: Una Breve Introducción al SOP

    Capítulo Dos: ¿Tengo Resistencia A La Insulina?

    Capítulo Tres: El Papel del Ejercicio

    Capítulo Cuatro: ¿Qué Son los Andrógenos Y Qué Hago con Ellos?

    Capítulo Cinco: El Índice Glucémico Y Tú

    Capítulo Seis: ¿Qué Es Una Dieta Anti-inflamatoria Y La Necesito?

    Capítulo Siete: ¿Qué Son las Interrupciones Dietéticas?

    Capítulo Ocho: ¿Qué Hay de la Dieta Keto para el SOP?

    Capítulo Nueve: El Modo Adecuado de Pensar para la Dieta

    Capítulo Diez: La Dieta del SOP

    Capítulo Once: SOP Y Vegano a Base de Planta - el Debate

    Capítulo Doce: Suplementos Y Medicamentos Adicionales

    Últimas Palabras

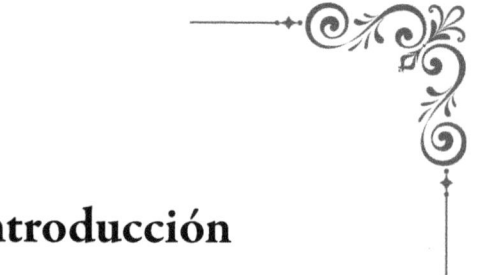

Introducción

El síndrome de ovario poliquístico (SOP) es un síndrome problemático que puede causar síntomas que alteran la vida y la hacen sentir impotente y extraña a su propio cuerpo. Dependiendo de la forma de SOP que tengas, los síntomas pueden variar de leves a extremos.

Al principio, es posible que no sepas que tienes SOP. Te falta un período y luego vuelve a ser más pesado o incluso más ligero. Las semanas entre sus períodos comienzan a ser cada vez más largas. Luego te das cuenta de que estás perdiendo pelo en la cabeza. Pero, al mismo tiempo, te está saliendo vello en el labio superior, en la barbilla e incluso en lugares de tu cuerpo que nunca antes habías tenido. De la nada, tienes un caso severo de acné. Te sientes como si tuvieras 15 años de nuevo, tratando de que el acné desaparezca. Si todos estos síntomas no son lo suficientemente graves, comienza a aumentar mucho de peso. Al principio pesaba unas cuantas libras, pero ahora has engordado tanto que tienes que comprar ropa nueva.

Estos síntomas pueden persistir por un tiempo. Tal vez sólo tengas uno o dos de los síntomas que he descrito. O tal vez tienes otro síntoma que aún no he mencionado: la infertilidad. Has estado tratando de embarazarte y ha pasado un año y aún no tienes un bebé. No quedar embarazada es lo que finalmente te lleva a tu ginecólogo. Es allí donde se aprende por primera vez sobre el SOP. Te haces pruebas con la esperanza de no tener SOP, pero al final te das cuenta de que sí, que tus síntomas y los resultados de las pruebas apuntan al hecho de que tienes SOP.

Usted se siente abrumado y confundido acerca del tratamiento que el médico le está sugiriendo. El tratamiento del SOP requiere más que sólo tomar una o dos pastillas. Requiere algo que es más difícil de lograr de lo que la mayoría de las mujeres quieren admitir - requiere un cambio de estilo de vida.

En los Estados Unidos, entre el 5-10% de las mujeres en edad fértil tienen SOP. Es el trastorno hormonal endocrino más común en las mujeres y la causa más común de infertilidad femenina.

Junto con un diagnóstico de SOP viene la frustración y el miedo. Sin embargo, hay tratamientos que no involucran medicamentos tóxicos o procedimientos invasivos que cobran un peaje en su cuerpo y espíritu.

Este libro trata sobre cómo entender el SOP y aprender lo que puedes hacer para ser más activa en tu tratamiento. Los síntomas del SOP se pueden controlar. Ya sea a través de cambios en el estilo de vida, suplementos alternativos o medicamentos recetados tradicionales, puedes hacer algo con respecto al SOP.

Después de que te reúnas con tu médico, es importante que aprendas todo lo que puedas sobre el SOP. Lo que causa el SOP y lo que puedes hacer al respecto, probablemente serán dos de las preguntas más importantes que puedes hacer. Hacer estas preguntas son los primeros pasos de su viaje.

El siguiente paso de su viaje es aprender lo que puede hacer para ser un participante activo en su tratamiento. Un tratamiento efectivo del SOP es seguir una dieta saludable. Lo que come y la forma en que su cuerpo responde a los alimentos son de suma importancia. ¿Por qué? Los desequilibrios hormonales son la causa principal del SOP.

Demasiado de una hormona y no lo suficiente de otra desencadena una reacción que incita al sistema endocrino de su cuerpo a volverse loco. Uno de los efectos directos de este caos es la producción de andrógenos que son responsables de muchos de los síntomas que está experimentando. Los investigadores han encontrado que la resistencia a la insulina es bastante común en mujeres con SOP. La resistencia a la insulina es la incapacidad de su cuerpo para lidiar con el exceso de insulina.

La resistencia a la insulina no es permanente. Una manera de detener la resistencia a la insulina es comer carbohidratos complejos que no se absorberán tan rápidamente como un carbohidrato simple. ¿Es la respuesta tan fácil como cambiar tu cereal de desayuno por avena? Bueno, no exactamente.

El sistema digestivo de su cuerpo es bastante complejo, por lo que se necesitará una combinación de macronutrientes para llamar al orden a un sistema que se ha vuelto salvaje. La manera más fácil de abordar este problema de macronutrientes es seguir una dieta en la que los carbohidratos, las proteínas y las grasas se entregan al cuerpo en porcentajes que ayudan a que su sistema digestivo funcione correctamente.

Seguir una dieta y permanecer en ella son dos cosas extremadamente difíciles de hacer. Cada persona tiene necesidades y hábitos específicos. ¿Cómo sabes qué dieta será sostenible para ti pero también buena para que tu sistema funcione correctamente? Cuando tu sistema funcione correctamente, empezarás a ver resultados y cambios en tu cuerpo y en los síntomas de tu SOP.

Si te sientes frustrada o asustada a causa de un diagnóstico de SOP o de los síntomas que estás experimentando, ten la tranquilidad de saber que un cambio en la forma en que comes ha demostrado mejorar significativamente los síntomas comunes asociados con el síndrome de ovario poliquístico y a menudo ha ayudado a restaurar la fertilidad de las personas que padecen esta afección.

Estudios recientes han encontrado asociaciones con una variedad de macronutrientes, suplementos y alimentos que pueden afectar positiva y negativamente los síntomas del SOP. Debido a la naturaleza complicada de las causas detrás de cada síntoma, se debe tomar un enfoque diverso al ajustar sus hábitos alimenticios para mejorar su condición.

Este libro tiene un enfoque amplio e inclusivo que debe aplicarse a las mujeres con sobrepeso, obesas o de peso nominal. Los datos científicos más recientes y las experiencias personales se utilizarán para dibujar un cuadro completo de cómo se ve una alimentación saludable para aquellos de nosotros que tenemos SOP.

Si su meta es la fertilidad, sepa que muchas mujeres que no han podido concebir han revertido su infertilidad y han entrado a la maternidad debido a cambios saludables y positivos en su forma de pensar, control de peso y dieta.

Para aquellos que simplemente quieren deshacerse del vello corporal no deseado, el acné o la pérdida de cabello, las páginas de este libro describen los cambios dietéticos necesarios para aumentar sus probabilidades de reducir o eliminar los síntomas.

Tenga en cuenta que este libro se centrará por completo en la dieta. Habrá un libro separado, disponible para aquellos interesados en buscar métodos adicionales para reducir los síntomas, pero su DIETA NO DEBE SER IGNORADA, sin importar si ha sido diagnosticado con SOP.

Los que tienen SOP están buscando una salida, y a muchos de nosotros nos gustaría explorar opciones que no incluyan cirugía o medicamentos antes de recurrir a estas medidas extremas. La buena noticia es que miles de mujeres han recuperado gran parte de su equilibrio hormonal natural y la fertilidad a través de cambios positivos y la dieta.

Continúa leyendo para armarte con la información que necesitas para poder ajustar tus hábitos alimenticios de una manera que sea sostenible a largo plazo, beneficiosa para tus síntomas de SOP y agradable.

Cuanto más tiempo esperes antes de adoptar los nuevos cambios en tu estilo de vida, más síntomas a largo plazo del síndrome poliquístico de ovario van a aparecer.

No pospongas más la exploración de la información dietética que tienes a tu disposición aquí mismo en este libro. ¡Vamos a zambullirnos!

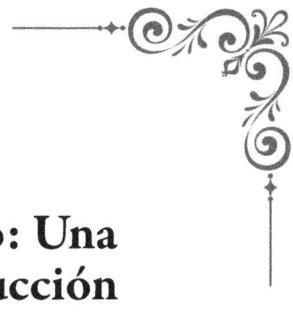

Capítulo Uno: Una Breve Introducción al SOP

E ra el año 1991 y el Instituto Nacional de Salud estaba tratando de definir un grupo de síntomas que veían una y otra vez en las mujeres. En cada caso, los médicos observaron repetidamente un desequilibrio hormonal crítico. Estos desequilibrios hormonales causaron una infinidad de condiciones tales como infertilidad, crecimiento de vello fuera de control y aumento de peso.

Lo máximo que los médicos pudieron averiguar fue que algo estaba sucediendo con los sistemas endocrinos de las mujeres que estaban tratando. En cada una de ellas, algo estaba provocando un desequilibrio hormonal. Además, estos desequilibrios parecían afectar los ciclos menstruales y la ovulación (Rose, 2014).

Los médicos no creían que estos síntomas pertenecieran a ninguna enfermedad en particular. Las mujeres jóvenes que dieron a luz y mayores, presentaban los mismos grupos de síntomas con ligeras variaciones. Además, cada síntoma tenía más de una causa. Siendo este el caso, los médicos decidieron que los síntomas que estaban viendo eran parte de un síndrome y no sólo de una enfermedad. Por lo tanto, se convirtió en un síndrome con muchos síntomas que no parecían estar relacionados entre sí.

El síndrome que los médicos estaban tratando llegó a conocerse como Síndrome de Ovario Poliquístico o SOP. En un intento de definir el SOP, el Instituto consideró que debían cumplirse tres criterios. En primer lugar, la paciente tenía que mostrar signos de retraso de la menstruación y, en consecuencia, de ausencia de ovulación. Segundo, tenía que haber un exceso de hormonas llamadas andrógenos. Y tercero, tenía que haber otras condiciones presentes que no fueran parte de ninguna otra enfermedad.

Pasaron los años y muchos más médicos comenzaron a tratar a mujeres que parecían tener todos los síntomas del SOP y otros problemas metabólicos que parecían encajar. Por consiguiente, en 2003 se celebró una reunión en los Países Bajos entre profesionales de la salud europeos y americanos para discutir este síndrome y los síntomas que estaban observando en mujeres jóvenes. Debido a que los síntomas que estaban tratando no se ajustaban a los criterios originales, se les ocurrió el criterio de Rotterdam. Decidieron que estos tres criterios tenían que estar presentes para poder diagnosticar el SOP. Dos de los criterios fueron los mismos que el original: ciclos menstruales retardados sin ovulación y presencia de exceso de andrógenos. El nuevo tercer criterio agregado fue que los ovarios poliquísticos tenían que ser confirmados por ultrasonido.

Entonces, los presentes en la reunión tomaron una decisión crucial: sólo dos de los criterios de Rotterdam tenían que estar presentes para que los médicos pudieran diagnosticar el SOP.

Esto fue muy diferente de la decisión que se tomó en la reunión Nacional de Salud.

Los médicos empezaron a ver más y más mujeres infértiles y desesperadas por tener hijos, mujeres que sufrían de inflamación interna, que tenían sobrepeso y síntomas de prediabetes debido a la resistencia a la insulina. Diagnosticaron a estas mujeres con SOP. Los síntomas del SOP habían llamado la atención de la comunidad de investigación médica y, en consecuencia, la investigación comenzó en serio porque los médicos estaban desesperados por saber cómo tratar a las muchas mujeres jóvenes que llegaban a sus consultorios y eran diagnosticadas con SOP.

Datos Sobre el SOP

Los investigadores pronto determinaron que el SOP no es una enfermedad. Los ovarios pueden o no desarrollar quistes. Muchas pacientes con SOP tienen sobrepeso y muestran signos de resistencia a la insulina. El SOP es común en mujeres jóvenes, y ocurre cuando hay un desequilibrio hormonal en el cuerpo de una mujer.

Comprensión del SOP

Para entender el SOP, es importante reconocer los diferentes síntomas. Tienen nombres científicos largos que pueden ser difíciles de entender. Desglosemos la información en trozos de información fáciles de entender.

Anovulación

Anovulación significa "falta de ovulación". Este síntoma es más que no ovular. Este término nos dice que una mujer diagnosticada con anovulación tiene menos períodos por año que la mujer promedio. La mayoría de las mujeres tienen un ciclo de 29 días. El inicio del ciclo es el día 1, cuando comienza su período, y luego el día 14, ovulas o liberas un óvulo y el ciclo continúa.

Si uno de tus síntomas es la Anovulación, significa que tienes menos de diez ciclos menstruales al año y, en consecuencia, tardas más de 14 días en liberar un óvulo. No es sólo que tus períodos sean largos o cortos, sino que significa principalmente que tardas tanto en tener un ciclo, que tienes menos períodos durante el año calendario.

Digamos que tu período comienza el día 1 y tienes un período largo o corto; sin embargo, después de que tu período termina, tardas más de 14 días en liberar el siguiente óvulo. De hecho, podría tomarte más de treinta y cinco días o más liberar ese óvulo y completar tu ciclo. Matemáticamente, debido a que te toma más tiempo, no puedes tener más de 10 ciclos al año. Si estás tratando de quedar embarazada, no tener un ciclo que sea regular puede realmente interferir con la concepción.

La anovulación es sólo una parte del SOP, y no es necesario que experimentes este síntoma para tener SOP. Sin embargo, la anovulación es muy común entre las mujeres a las que se les diagnostica SOP.

Exceso de Andrógenos

Cuando los ovarios de las mujeres con SOP liberan exceso de andrógenos, como la testosterona, aparecen ciertos síntomas. Estos síntomas se denominan hirsutismo. Cuando tienes hirsutismo tienes un crecimiento de vello similar al de un hombre. Una mujer con hirsutismo puede tener vello en el mentón, labio superior, pezones, pecho, estómago, brazos y muslos u otras áreas. Otro problema que es el resultado del exceso de andrógenos es el acné severo o moderado a lo largo de la línea de la mandíbula y la espalda. Si no tienes exceso de cabello, puede desarrollar pérdida de cabello que es similar a la forma en que un hombre pierde su vello. Esto se llama pérdida de cabello en un patrón androgénico (androgénico significa el desarrollo de características masculinas). El culpable de todos estos síntomas son las hormonas elevadas como la DHEA (sulfato de deshidroepiandrosterona) y la androstenediona.

Quistes y Folículos

Otro síntoma de SOP que los investigadores tuvieron que definir fue la clasificación de los diversos tipos de quistes que están presentes en una mujer con SOP. La composición de un quiste gira en torno al número de folículos presentes.

Cuando un ovario está sano, el folículo pasa por un ciclo de crecimiento, conocido como foliculogénesis, muchos meses antes de que se produzca el óvulo. Pero cuando el ovario no está sano, y hay una alta cantidad de testosterona en el sistema de la mujer, la capa externa del folículo, la cubierta, se vuelve gruesa y el crecimiento del folículo se detiene en su proceso de desarrollo y se acumula en los ovarios en lugar de convertirse en un óvulo que está listo para la fertilización.

Muchos de estos folículos juntos forman un quiste. Los profesionales médicos que asistieron a la reunión de Rotterdam en 2003 decidieron distinguir claramente los quistes que se habían sido encontrados en el SOP. La determinación fue que tenía que haber doce o más folículos con el tamaño de dos a nueve milímetros en un solo ovario. Así mismo, el ovario tenía que ser más grande que diez centímetros. Además, tenía que haber 26 folículos en el ovario (Briden, 2018).

Otros quistes que son encontrados en el cuerpo o alrededor del ovario son diferentes de los quistes que encontrados en el SOP. Estos otros tipos de quistes son más complejos que los quistes que se encuentran en el ovario de una mujer con SOP. De hecho, los quistes del SOP no son realmente quistes cuando los comparas con estos quistes más complejos que contienen sangre o tejido y una gran cantidad de líquido.

SOP y sus Fenotipos

El SOP no es una enfermedad, dolencia o afección. Es un síndrome, lo que significa que es más grande que un solo diagnóstico. El SOP es un conjunto de enfermedades que no están relacionadas entre sí. En Rotterdam, los profesionales médicos definieron diferentes fenotipos asociados con el SOP. Un fenotipo es "el conjunto de características observables de un individuo que resultan de la interacción de su genotipo con el medio ambiente" (Brigham and Women's Hospital, 2015). Los profesionales médicos definieron cuatro categorías: Tipo A, Tipo B (SOP clásico), Tipo C y Tipo D (no clásico).

Las Características de los Diferentes Fenotipos

Los diferentes fenotipos o clasificaciones de SOP fueron definidos por los síntomas que presentaban las mujeres. Los profesionales médicos clasificaron el SOP en diferentes categorías para encontrar tratamientos efectivos para estas mujeres. Las pacientes de tipo A presentaron retraso en la ovulación, hiperandrogenismo y ovarios poliquísticos en un ultrasonido. Las pacientes de tipo B tuvieron ovulación retardada, hiperandrogénicos y ovarios normales en el ultrasonido. Las pacientes de tipo C tenían hiperandrogénicos, con ovarios poliquísticos en el ultrasonido y ovulación regular. Y, las pacientes de tipo D habían retrasado la ovulación con ovarios poliquísticos en el ultrasonido, sin signos androgénicos.

Ejemplos de Pacientes

Desglosemos los diferentes fenotipos en sus características únicas. Usaré ejemplos de pacientes para hacer las cosas más fáciles, porque puede ser confuso.

Anne tiene el fenotipo tipo A, por lo que tiene una falta de ovulación y no tiene un ciclo de 29 días. De hecho, tiene menos de 10 ciclos al año. También tiene síntomas hiperandrogénicos, lo que significa que puede tener dificultades de vello facial en el labio y el mentón. Puede ser resistente a la insulina o sufrir de alopecia (pérdida de cabello). También tiene quistes poliquísticos en los ovarios (OP).

Barbra es fenotipo tipo B y tiene todo lo que tiene Anne, pero no tiene OP (quistes en sus ovarios).

Carol tiene fenotipo tipo C y tiene el crecimiento de vello masculino en su cuerpo porque tiene altos niveles de testosterona y DHEA. Tiene ciclos regulares, pero tiene OP.

Dana no tiene que lidiar con el crecimiento del vello de patrón masculino, sino con que sus ovarios no liberen óvulos durante más de 10 meses al año. También tiene OP.

No Acuerdo

La comunidad médica no puede estar de acuerdo con los fenotipos del SOP. Existe la organización internacional Androgen Excess and PCOS Society que cree que el exceso de andrógenos (hormonas como la testosterona) debe estar presente para que sea un fenotipo de SOP. En otras palabras, no creen que deba haber un fenotipo que no muestre los síntomas del hiperandrogenismo: hirsutismo (exceso de vello facial o corporal), acné persistente y/o piel grasa, alopecia (adelgazamiento del cabello en la cabeza), resistencia a la insulina, acantosis nigricans (áreas de piel ásperas y de pigmentación oscura) e hipertensión arterial.

Trastornos que Imitan al SOP

Es interesante notar que hay otras condiciones y trastornos que parecen presentarse como el SOP, pero no tienen todos los síntomas que forman el SOP. Aquí hay algunos ejemplos: Hipotiroidismo es cuando la glándula tiroides no produce suficientes hormonas tiroideas que el cuerpo necesita. En este trastorno, la tiroides es poco activa. Este trastorno tiene algunos síntomas similares al SOP, como el aumento de peso. Niveles altos de prolactina, que es demasiada prolactina en la sangre de las mujeres que no están embarazadas. Y la amenorrea hipotalámica, un trastorno que detiene la menstruación durante meses, por lo que a veces se confunde con el SOP.

¿Cómo es el SOP para Mujeres Diferentes?

Cada mujer con SOP necesita ser tratada de diferente y de acuerdo a los síntomas que tiene, ya que el SOP se manifiesta de diferentes maneras. Los factores que afectan a los tipos de SOP son la edad, el peso, el entorno, la genética y las socio-emociones.

Algunas veces, una mujer va al médico para ser tratada por uno de los síntomas del SOP, como la infertilidad, y descubre que tiene resistencia a la insulina o presión arterial alta. Otra mujer con SOP que está siendo tratada por quistes puede descubrir que tiene niveles altos de colesterol y está en riesgo de cáncer uterino. Estos síntomas forman parte del diagnóstico del SOP, pero no suelen ser identificados antes del diagnóstico.

Los Factores de Riesgo

No sólo las mujeres con SOP tienen que lidiar con una sinnúmero de síntomas, sino que también corren el riesgo de contraer otras enfermedades. Las mujeres diagnosticadas con SOP tienen: tres veces el riesgo de padecer diabetes, apoplejía y cardiopatía. El doble de riesgo de depresión, uso de drogas y ansiedad. El doble de riesgo de hospitalización por cualquier causa y 10 veces el riesgo de infertilidad (Raman, 2017).

SOP e Infertilidad

El 80% de las mujeres diagnosticadas con SOP son infértiles porque no tienen períodos regulares y, por lo tanto, no ovulan tanto como una mujer sin SOP. Esto se denomina infertilidad anovulatoria. La primera línea de tratamiento para la infertilidad es que la mujer cambie su estilo de vida. Por ejemplo, hay asesoramiento nutricional para ayudar a una mujer a encontrar una dieta que pueda ayudarla a perder peso. La razón por la que una mujer con SOP tiene que perder peso es que puede tener sensibilidad a la insulina, lo que resulta en demasiada insulina en su torrente sanguíneo. Además, este aumento de insulina hace que los ovarios produzcan más andrógenos. El aumento de andrógenos en su sistema causa ciclos menstruales irregulares.

Parte de la pérdida de peso es seguir una dieta que puede revertir la sensibilidad a la insulina. Cuando se revierte la sensibilidad o resistencia a la insulina, una mujer con SOP tendrá una mejor probabilidad de ovular regularmente. Las mujeres con SOP no tienen que pasar por una gran pérdida de peso para que haya una mejora en sus ciclos menstruales. Se ha demostrado que perder tan sólo entre el 5 y el 10% del peso corporal tiene resultados positivos (Galen, 2019).

La siguiente línea de tratamiento para la infertilidad son los medicamentos. Clomid es un medicamento para la fertilidad que se utiliza para tratar a las pacientes con SOP porque desencadena la ovulación. No todas las mujeres tienen éxito con Clomid porque pueden desarrollar una resistencia a la misma.

El letrozol es un medicamento contra el cáncer que ha sido descubierto que ayuda a aumentar la fertilidad.

Si el Clomid o el Letrozol no tienen éxito, las gonadotropinas (que están compuestas de HFE o HL o ambas hormonas) se inyectan en tu sistema. Con frecuencia, se utiliza una combinación de medicamentos orales e inyectables para promover la concepción.

Este tipo de tratamiento es más exitoso cuando es administrado por un especialista que está familiarizado con el SOP.

La Dieta y el Ejercicio Pueden Ayudar a Reducir los Síntomas

La dieta y el ejercicio son particularmente importantes porque estos cambios en el estilo de vida ayudan a corregir la resistencia a la insulina y ayudan a los pacientes con SOP a perder peso. Se recomienda una dieta baja en carbohidratos y alimentos de la más alta calidad nutricional (McCulloch, 2016). Además, se puede prescribir el medicamento Metformina. Tomar Metformina puede ayudar a los pacientes con SOP a perder peso al tratar la resistencia a la insulina. La investigación ha notado que la Metformina también ayuda a regular el ciclo de un paciente con SOP.

Evidencia para Eliminar el SOP

Hoy en día, hay evidencia de que hay muchas cosas que una mujer con SOP puede hacer para mejorar su condición e incluso eliminar algunos de los síntomas. El problema crítico es conseguir que las mujeres que tienen SOP sean diagnosticadas para que puedan comenzar a sanar. A menudo, la comprensión del SOP y un cambio en el estilo de vida puede disminuir los síntomas que una mujer está experimentando.

Si sospechas que tienes SOP, el ser capaz de distinguir qué tipo de SOP tienes puede ayudarte a determinar qué tipo de cambios necesitas hacer en tu estilo de vida. En particular, es posible que tenga que tomar la decisión de dejar de fumar, beber alcohol o hacer cualquier cosa que pueda interferir con su curación.

Es importante ver a un médico que entienda el SOP y que pueda guiarte para que adaptes un estilo de vida que te ayude a eliminar algunos de los síntomas. En este libro, hablaremos sobre la dieta y el ejercicio, y el papel que cada uno tiene en la sanación del SOP.

Mientras que este libro se centra exclusivamente en la dieta y fue escrito para aquellos que desean optimizar sus hábitos alimenticios para su condición o perder peso, también he escrito una pieza complementaria que cubre todos los métodos de tratamiento no relacionados con la dieta. "PCOS, The New Science of Completely Reversing Symptoms," por mí, Jane Kennedy, también está disponible donde compró este libro.

RESUMEN DEL CAPÍTULO

- El SOP no es una enfermedad sino un síndrome de muchos síntomas diferentes.

- Existen cuatro categorías diferentes de SOP.

- Los cambios en el estilo de vida pueden revertir los síntomas del SOP.

En el siguiente capítulo, aprenderás sobre la resistencia a la insulina.

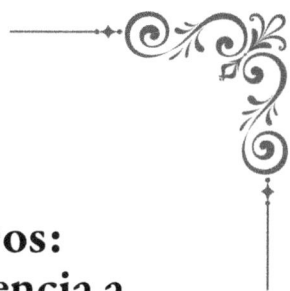

Capítulo Dos:
¿Tengo Resistencia a
la Insulina?

El SOP no te sucede a ti sin una causa. En este capítulo, aprenderemos cómo la resistencia a la insulina afecta a tus ovarios. En particular, cuando el cuerpo produce demasiada insulina, esto provoca que el ovario produzca más andrógenos, y esto lleva a síntomas críticos de SOP.

Tener sobrepeso

La idea errónea más común acerca de tener sobrepeso es que la razón por la cual tienes kilos de más es porque no tienes control sobre tu apetito y por lo tanto comes más calorías de las que puedes quemar. Si bien es cierto que el aumento de peso se debe a que no se queman suficientes calorías de los alimentos que ingieres para que lo que sobra se convierta en grasa, puede haber otro factor que contribuya a tu aumento de peso. De hecho, podrías tener uno de los síntomas del SOP llamado resistencia a la insulina.

La Llave

Nuestro cuerpo quema glucosa para obtener energía, pero esta glucosa no llega a nuestras células por sí sola. Para llegar a las células que necesitan esta energía, la glucosa necesita una llave, y esa llave es la insulina. La insulina es secretada por el páncreas cuando nuestro nivel de azúcar en la sangre aumenta. Cada vez que comemos un alimento que es alto en carbohidratos y en índice glucémico, nuestro nivel de azúcar en la sangre aumenta.

La Conversión de los Carbohidratos

La situación ideal para tu cuerpo es tener una comida balanceada donde no hay una cantidad sustancial de carbohidratos para acompañar la grasa y proteína en tu plato. ¿Por qué? Los carbohidratos se convierten en glucosa e inundan tu cuerpo con azúcar. El páncreas secreta insulina y trata de mantenerse al día con la glucosa que está tratando de entrar en sus células. Si comes una comida balanceada, tu nivel de azúcar en la sangre es moderadamente bajo y tu páncreas puede mantenerse a la par de tu producción de insulina.

El Proceso Metabólico Perfecto

Este proceso metabólico es perfecto en la forma en que las células son desbloqueadas por la insulina para dejar entrar la glucosa. La célula toma la glucosa y la utiliza, o si hay energía más que suficiente, la almacena. Cuando tu sistema metabólico funciona correctamente, mantiene un nivel saludable de azúcar en la sangre y todo está listo, lo que significa que tus células son lo suficientemente sensibles para mantener ese nivel saludable de azúcar en la sangre y la energía que se convierte de la glucosa estará disponible cuando tu cuerpo la necesite.

El Hígado y su Papel en el Proceso Metabólico

Otro órgano involucrado en el proceso metabólico es el hígado. El hígado almacena glucosa. La glucosa almacenada se llama glucógeno y puede convertirse en energía cuando la necesitemos. Cuando el hígado funciona sin estrés, tu cuerpo está funcionando bien. Tu hígado ahorra energía como glucógeno y la libera cuando necesita más energía. Idealmente, el glucógeno se almacena en el hígado y los músculos y se libera cuando haces ejercicio.

Células Que No Responden

En algunas mujeres con SOP, el proceso metabólico no funciona bien y desarrollan resistencia a la insulina. Esto ocurre en el 70-95% de las mujeres con SOP que son obsesas y en el 30-75% de las mujeres con SOP esbeltas (Briden, 2018).

La resistencia a la insulina significa que las células no responden a la insulina en tu torrente sanguíneo, y cuando esto sucede, la glucosa permanece en ahí. La llave ya no funciona y las células no se abren. Al sentir que se necesitan llaves adicionales para abrir más células, el páncreas envía más insulina a tu sistema. Esto no es bueno porque no sólo tienes una alta cantidad de azúcar en la sangre en tu torrente sanguíneo, sino también una alta cantidad de insulina. Este exceso de insulina se convertirá en un gran problema para tu sistema.

Trabajar Horas Extra

El páncreas seguirá produciendo tanta insulina como pueda, pero con el tiempo, las células pancreáticas mueren y ya no hay producción de insulina en el cuerpo. Cuando esto sucede, tienes diabetes. Pero antes de que pierdas la capacidad de producir insulina, tu cuerpo pasa por lo que se llama resistencia a la insulina. Cuando tienes resistencia a la insulina, no importa cuántos carbohidratos comas, el exceso de azúcar en la sangre está en tu sistema como si hubieras comido una comida alta en carbohidratos. Sin que las células se abran a la insulina, estás condenada a tener demasiada insulina en tu torrente sanguíneo.

La Consecuencia de Producir Demasiado Andrógeno

¿Cómo se conecta esto con el SOP? Recuerda que una característica o criterio del SOP es un exceso de hormonas, específicamente andrógenos. Cuando hay un alto nivel de insulina en tu sistema, tus ovarios producen más andrógenos, y esto hace que el cuerpo tenga un exceso de hormonas masculinas. La sobrecarga de andrógenos (testosterona) puede interferir con tu ciclo menstrual, retrasar la ovulación y causar infertilidad.

Otro resultado del exceso de andrógenos es el hirsutismo o vello en el mentón, labio superior y otras partes del cuerpo donde el vello no suele crecer en las mujeres. Los andrógenos son conocidos principalmente como hormonas masculinas y producen características como exceso de vello corporal, calvicie de patrón masculino y acné severo.

Buenas Noticias

Hay buenas noticias para las mujeres con SOP, específicamente las mujeres que son resistentes a la insulina y aún no son diabéticas. Es posible eliminar algunos de los síntomas del SOP comiendo una dieta baja en carbohidratos simples para detener una sobrecarga de insulina y por lo tanto evitar que los ovarios produzcan cantidades excesivas de andrógenos. Cuando esto sucede, es posible volver a encaminar tu ciclo menstrual y la ovulación, así como detener los otros síntomas que ocurren como resultado de la presencia de demasiado andrógeno.

Pruebas de Resistencia a la Insulina

Para saber si eres resistente a la insulina, necesitas hacerte la prueba. Existen varios tipos de pruebas para ver cómo tu cuerpo maneja la insulina. No es tan simple como: si eres obesa o tienes sobrepeso, tienes resistencia a la insulina. Además, si no eres obesa, no puedes asumir que la resistencia a la insulina no es un problema para ti.

Cuando tu médico sospecha que puedes tener resistencia a la insulina como síntoma de SOP, hay tres pruebas diferentes que él o ella puede hacerte. Las pruebas y cálculos que están disponibles para comprobar la resistencia a la insulina son:

● Prueba de insulina y glucosa en ayunas - Esta prueba mide la proporción de insulina y glucosa.

● La Prueba de Resistencia a la Insulina y Glucosa - Esta prueba puede detectar la resistencia a la insulina a la primera señal de que está presente en tu cuerpo.

● El HBA1C (Prueba de Hemoglobina Glicosilada) - Esta prueba mide la glucosa en sangre durante un período de dos a tres meses.

● El HOMA-IR (Punto de corte de homeostasis model assessment) que puede ser calculado para revelar si hay alguna resistencia a la insulina.

Síntomas que Apuntan a la Resistencia a la Insulina

Además de las pruebas, hay otras maneras de determinar si eres resistente a la insulina (Roland, 2017). **Hambre o sed extrema.** Cuando tienes este signo, eres incapaz de saciar tu sed o satisfacer tu apetito. De hecho, después de comer, sientes un hambre constante. **Comer muchos bocadillos entre las comidas** podría indicar que no estás logrando saciedad y que no te sientes lo suficientemente llena después de comer. De hecho, es posible que te sientas temblorosa, mareada y sientas que necesitas comer un bocadillo para recuperarte. **Las sensaciones de hormigueo en las manos y los pies** son un signo de parestesia. Esto sucede cuando dañas tus nervios y vasos sanguíneos con niveles altos de azúcar en la sangre. **La micción frecuente o poliuria** ocurre cuando tienes un nivel alto de glucosa en la sangre y tu cuerpo necesita deshacerse del exceso de glucosa. La **acantosis pigmentaria** es una afección de la piel que puede verse como manchas oscuras en las axilas o en la parte posterior del cuello.

Estos son sólo algunos signos de resistencia a la insulina. Es importante que consultes a tu médico para que te recomiende pruebas que debes hacerte para determinar si tienes resistencia a la insulina.

Cambiando Tus Hábitos Alimenticios

Si descubres que tienes resistencia a la insulina, lo primero que tu médico te pedirá que hagas es cambiar la forma en que comes. Consumir demasiados carbohidratos simples puede hacer que tu cuerpo convierta los alimentos demasiado rápido en glucosa, y esto inunda tu torrente sanguíneo con demasiada azúcar en la sangre y sobrecarga tu páncreas para producir insulina. En el momento de la resistencia a la insulina, debes ayudar a tu páncreas no creando demasiado trabajo para él. Si hay menos azúcar en la sangre en tu sistema, el páncreas no inundará tu cuerpo con insulina.

Insulina y SOP

Como se discutió en el capítulo uno, existen cuatro tipos diferentes de SOP. Además, todos estos tipos, excepto uno, tienen componentes hiperandrogenados: acné, crecimiento excesivo del vello, caída del cabello, espinillas, etc. Todos los tipos excepto uno incluyen la anovulación, la falta de ovulación como síntoma. Esta falta de ovulación y de componentes hiperandrogénicos está relacionada con la producción excesiva de insulina y la resistencia a la insulina.

Es lógico que en todos los diferentes tipos de SOP, la resistencia a la insulina juega un papel importante, haciendo que los ovarios produzcan andrógenos en exceso. Por lo tanto, es imperativo que la resistencia a la insulina sea tratada. Y la manera más efectiva de tratar la resistencia a la insulina es cambiar tu dieta. Muchas mujeres han sido capaces de revertir algunos de sus síntomas de SOP y aumentar la fertilidad y regular su ciclo de ovulación cambiando su dieta y estilo de vida (McCulloch, 2016). Tomar medidas para recuperar la sensibilidad a la insulina es clave para superar el SOP.

Más adelante en este libro, profundizaré en el impacto de la dieta en el SOP, y detallaré qué tipo de alimentos puedes comer para ayudarte a salir de la resistencia a la insulina. También hablaré sobre los cambios en el estilo de vida, como el ejercicio, que ayudarán a tu cuerpo a revertir los efectos del SOP. Pero por ahora, resumiré las dietas que discutiremos en este libro.

Dietas que Pueden Ayudar con la Resistencia a la Insulina

Una dieta baja en carbohidratos puede ayudar a la resistencia a la insulina al introducir en la dieta más proteínas y comer carbohidratos complejos. La cantidad de carbohidratos en tu dieta tiene una correlación directa con el nivel de azúcar en la sangre en tu cuerpo.

En este libro, aprenderemos sobre el índice glucémico y cómo puedes usar tu conocimiento sobre la cantidad de carbohidratos en tus comidas para tu beneficio. El índice glucémico es un índice que clasifica los alimentos de 1 a 100. Los alimentos bajos en el índice tienen poco efecto sobre tu nivel de azúcar en la sangre y los altos en el índice afectan marcadamente tu nivel de azúcar en la sangre y deben evitarse.

La Dieta Keto

La dieta keto ayuda a reducir tu nivel de azúcar en la sangre al inducir a tu cuerpo a quemar más grasa. En lugar de producir más glucosa comiendo carbohidratos, come una cantidad excepcionalmente baja de carbohidratos para estimular a tus músculos a liberar glucógeno que tu cuerpo puede quemar para obtener energía. Además, come más grasa y proteínas para ayudar a mantener tu nivel de glucosa en la sangre bajo. De hecho, cambia la manera en que tu cuerpo obtiene su energía al ponerlo en un estado de cetosis.

Cuando tu cuerpo no tiene suficiente glucosa para quemar para obtener energía, obliga al cuerpo a quemar la grasa almacenada. Cuando esto sucede, hay ácidos llamados cetonas que se liberan en tu cuerpo. Esta dieta reduce tu nivel de azúcar en la sangre para que tu páncreas no tenga que trabajar tan duro en la producción de insulina. Seguir esta dieta puede ayudar a revertir la resistencia a la insulina.

La Dieta del SOP

La dieta del SOP es más bien una forma de vida y tomar buenas decisiones, como beber regularmente suficiente agua, comer carbohidratos complejos y controlar la cantidad de azúcar en la sangre en el torrente sanguíneo. La dieta para el SOP es similar a la dieta keto en la forma en que cuenta los macronutrientes como los carbohidratos, las proteínas y las grasas, pero no fomenta la disminución de la ingesta de carbohidratos y el consumo de más proteínas. Otra diferencia es que en la dieta del SOP no se hace hincapié en el ayuno ni en ponerse en un estado cetogénico para que tu cuerpo libere glucógeno en tu torrente sanguíneo y lo queme para obtener energía en lugar de glucosa.

SOP y Resistencia a la Insulina

El SOP puede ser un síndrome difícil de tratar, pero tú lo tienes bajo control para cambiar algunas de las cosas que lo desencadenan. Existen diferentes tipos de SOP, pero todos ellos comparten la resistencia a la insulina como causa. Demasiada insulina y un nivel alto de azúcar en la sangre indican a los ovarios que produzcan andrógenos como la testosterona. Esta producción de andrógenos produce síntomas como hiperandrogenismo y anovulación. Una dieta saludable y el ejercicio pueden ayudar a revertir la resistencia a la insulina.

Resumen del Capítulo

- La resistencia a la insulina está detrás de muchos de los síntomas del SOP.

- Una dieta de carbohidratos simples hace que se libere demasiada insulina en el torrente sanguíneo.

- Los cambios en la dieta y en el estilo de vida pueden revertir algunos de los síntomas del SOP.

En el siguiente capítulo, aprenderás sobre el ejercicio como un cambio de estilo de vida.

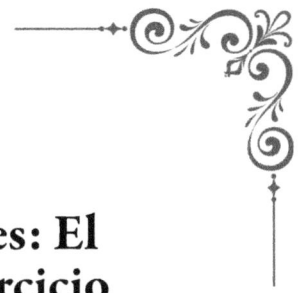

Capítulo Tres: El Papel del Ejercicio

Según la Asociación Americana de Diabetes, "hacer ejercicio puede aumentar la respuesta de las células a la insulina y permitirles usar más fácilmente la glucosa como fuente de energía" (Mayo Clinic Staff, 2019).

En un cuerpo que está dañado por un desequilibrio hormonal, existe el deseo de estar sano y equilibrado. Las mujeres con SOP necesitan intervenciones para ayudarlas con los síntomas que están desafiando y comprometiendo su bienestar.

Cada vez más mujeres se están volviendo sedentarias debido a su trabajo o quizás porque no se sienten lo suficientemente bien para estar activas. El SOP puede ser desencadenado por una vida sin actividad y con malos hábitos alimenticios.

Si eres una persona que ya tiene una rutina de ejercicio, sabes que el movimiento y el ejercicio aeróbico son especialmente importantes. Se necesita compromiso y una fuerte voluntad para salir y hacer ejercicio cuando uno no se siente bien consigo mismo. El SOP no es debilitante como otros síndromes o enfermedades, pero interfiere con las funciones de tu cuerpo. Si no haces ejercicio regularmente, hoy es el mejor momento para empezar.

Ser Sedentaria y el SOP

Ser sedentario no es bueno para tu SOP. Si no haces ejercicio, no tendrás la oportunidad de quemar más energía. Activar las reservas de energía del hígado y de los músculos es muy importante. Cuando necesitas más energía, tu hígado y músculos liberan glucógeno y tu cuerpo utiliza el glucógeno para obtener más energía. Cuando esto sucede, necesitas menos insulina y por lo tanto se produce menos insulina. En consecuencia, tus ovarios no liberarán andrógenos porque no hay exceso de insulina para activarlos.

Pautas para el Ejercicio

La "Evidence Based Guideline for Assessment and Management of PCOS", publicada en el Medical Journal de Australia, ofrecía algunas pautas de ejercicio para ayudar a las mujeres con SOP. Estas directrices recomendaron que las mujeres hicieran ejercicio durante 150 minutos a la semana y que al menos 90 minutos de los 150 minutos fueran de actividad aeróbica de moderada a extenuante.

Puede ser extremadamente difícil para ti hacer esto. Si sufres de resistencia a la insulina, estás lidiando con otros problemas como el insomnio o la fatiga. Puesto que te sientes enferma, puede ser difícil creer que volverse más activa puede ayudarte a superar los síntomas que te impiden disfrutar de mejor de tu vida.

Comenzando Lento

No tienes que calificar para las Olimpiadas en tu primera salida. Tal vez sientas que unirte a un club de salud puede ser demasiado para ti. No te preocupes, puedes empezar a hacer ejercicio en casa o incluso en tu patio trasero. Ejercicios isométricos simples que no cuestan nada se pueden hacer en cualquier lugar. Una buena manera de empezar es mantenerlo simple y lento. Algunos ejemplos de los ejercicios isométricos que puedes hacer desde casa son flexiones de bíceps, levantamiento de dedos de los pies, zancadas al caminar, sentadillas profundas y toques en los dedos de los pies.

Después de hacer estos ejercicios isométricos, puedes disfrutar de una caminata enérgica de veinte minutos. La cantidad de ejercicio que hagas depende de ti. Comienza con 6 a 10 repeticiones y trabaja hasta 20-30 repeticiones. Este tipo de ejercicios se pueden hacer durante un período prolongado de tiempo y pueden facilitarte la realización de un régimen de ejercicios.

El propósito del ejercicio es quemar algo de energía y hacer que las células vuelvan a responder a la insulina. Si tus células responden, el páncreas no tiene que trabajar tan duro y tus células pueden empezar a funcionar de nuevo. Esto sucede porque te ejercitaste y llamaste a tu cuerpo que se ejercitara.

Presta Atención a tu Corazón

Tu reacción al ejercicio puede ser mixta. A veces, puedes sentir como si no quisieras dejar tu silla o tu estilo de vida sedentario. Puede que te sientas incómoda al hacer algo físico. Otros días, podrías estar altamente motivada para comenzar un régimen de ejercicios para que puedas revertir los síntomas del SOP. Lo más importante que debes hacer cuando comienzas a hacer ejercicio es prestarle atención a tu corazón.

Tu objetivo cuando haces ejercicio es elevar los latidos de tu corazón desde un nivel de descanso normal. Quiere que tu programa de ejercicio sea de intensidad moderada a alta, y la manera de medir si tu cuerpo está alcanzando ese nivel es tener un ritmo cardíaco meta. El objetivo es elevar el latido de tu corazón de un 50% a 90% de frecuencia cardíaca.

He aquí una fórmula que puedes utilizar para determinar cuál debe ser tu frecuencia cardíaca meta:

220 - tu edad = frecuencia cardíaca máxima

Así que, por ejemplo, tengo 34 años, así que mi fórmula sería así:

220-34 = 186

Ciento ochenta y seis es el promedio máximo de veces que mi corazón debe latir por minuto durante el ejercicio (Orlov, 2017). Si quiero que mi tasa meta sea el 50% de mi ritmo cardíaco máximo promedio, utilizaría esta ecuación 0.50 x 186 = 93. 93 sería mi frecuencia de pulso meta.

Para usar esta fórmula para aumentar mi ejercicio de moderado a vigoroso, multiplicaría por 70% o incluso 85% en lugar de 50%.

Es importante que te acostumbres a hacer ejercicio porque puede ser un cambio en tu lucha contra el SOP. Más mujeres que hacen cambios en su estilo de vida han encontrado alivio de los síntomas del SOP que las mujeres que no lo hacen. Por lo tanto, lo mejor para ti es elegir el ejercicio como una forma de sanarte a ti misma (Orlov, 2017).

Moverse Más Allá del Punto de Partida

La isométrica es una buena manera de empezar, pero para llegar a tu ritmo cardíaco meta, querrás hacer ejercicios cardiovasculares. He aquí una lista de ejercicios cardiovasculares que puede que te gusten:

Nadar Ciclismo

Saltar la Cuerda Zumba

Trotar Danza del Vientre

Tennis Yoga

Senderismo

Entrenamiento CrossFit

No tengas miedo de aumentar tu ritmo cardíaco y de hacer ejercicios cardiovasculares. Cuanto más a menudo alcances la frecuencia cardíaca deseada, mejor te sentirás. De hecho, es posible que empieces a ver y sentir que algunos de los síntomas del SOP desaparecen por completo.

Ejercicios Que Elevan la Tasa Metabólica

Cuando haces ejercicio, aumentas tu tasa metabólica. Pero primero, repasemos cuál es la tasa metabólica basal o BMR (por sus siglas en inglés):

"La BMR es el número de calorías que tu cuerpo necesita para las funciones corporales básicas que te mantienen vivo, como los latidos de tu corazón, la respiración y el mantenimiento regular de tus órganos corporales; es esencialmente el número de calorías que necesitas si no haces otra cosa que estar acostado todo el día" (Corleone, 2019).

Cuando conozcas este número, puedes comenzar a hacer una estrategia para perder peso o cualquier otra meta que puedas tener.

La ecuación a utilizar es la de Mifflin St Jeor (Orlov, 2017).

Para los hombres: BMR = 10 x peso (kg) + 6.25 x altura (cm) - 5 x edad (años) + 5

Para las mujeres: BMR = 10 x peso (kg) + 6,25 x altura (cm) - 5 x edad (años) - 161

Por ejemplo:

RMB = 10x154(kg) + 6,25 x 162,6 (cm) - 5 x 54 (años) -161

BMR = 1540 + 1016 - 270 - 161

BMR = 2556 - 270

BMR = 2286 - 161

BMR = 2125

Poner a Trabajar tu BMR

Ahora que conoces tu BMR, ¿qué haces con este número? ¿Por qué es importante?

Bueno, ahora sabes cuántas calorías se necesitan para que tu cuerpo funcione. Para perder peso, necesitas comer menos calorías. Por ejemplo, para perder medio kilo a la semana, reducirías tu consumo de calorías en 500 calorías.

El Factor de Actividad

Tu número de BMR disminuirá si te pones más en forma porque tu frecuencia cardíaca en reposo se reducirá. Específicamente, tu corazón estará trabajando más eficientemente. Tu cuerpo se mueve de acuerdo a tus necesidades. Puedes ser una persona muy activa o tal vez una persona a la que le encanta sentarse y observar la vida. También hay números de actividad que afectan a tu BMR.

De acuerdo con LIVESTRONG.COM, esta es una lista de números que puedes usar para determinar el número de calorías que quemas en tus actividades diarias basándose en tu nivel general de actividad:

Usa 1.2 si llevas una vida sedentaria.

Usa 1.375 si haces ejercicio de tres a cinco días a la semana.

Usa 1.55 si haces ejercicio de seis a siete días a la semana.

Usa 1.725 si practicas deportes y haces ejercicio de seis a siete veces por semana.

Usa 1.9 si estás entrenando para un maratón o tienes un trabajo físicamente desafiante.

He aquí un ejemplo de cómo actualizar tu BMR con tu nivel de actividad desde LIVESTRONG.COM:

Para una mujer de 41 años con una BMR de 1,388 calorías y un número de actividad de 1.375, la ecuación se vería así:

1388 x 1.375 = 1,908.5

Resta 500 calorías, y eso deja 1,409 calorías al día para perder medio kilo a la semana.

Ejercicio Que Te Desafía

El entrenamiento con pesas es una de las mejores maneras de hacer ejercicio. Las pesas libres pueden ser las mejores, pero también puedes usar máquinas de ejercicio. Un entrenador puede mostrarte cómo usar las máquinas de pesas y cómo ajustar las pesas para tu nivel. El entrenamiento con pesas cada dos días es ideal para ayudar a vencer la deficiencia de insulina.

Ayuda Digital

Si hacer los cálculos es complicado para ti, hay calculadoras BMR en sitios web y aplicaciones para tu smartphone o tablet. También hay sitios web con la calculadora BMR. Sólo tienes que usar la palabra clave BMR calculadora para encontrarlos.

Estos sitios web pueden ayudarte a determinar tu grasa corporal o BMI (índice de masa corporal), necesidades calóricas, BMR, necesidades nutricionales, peso ideal, frecuencia cardíaca y ritmo de carrera.

Antes de comenzar un programa de ejercicio, consulta a tu médico para que te explique todo.

SOP y Pérdida de Peso

No todas las mujeres que tienen SOP necesitan perder peso. De hecho, perder peso no es el objetivo de tu nuevo estilo de vida saludable. Lo más importante es que bajes tus niveles de azúcar en la sangre a un nivel que ayude a que las células y la insulina funcionen adecuadamente.

Hay muchas otras metas que quieres alcanzar, como ser capaz de usar tu cuerpo de la manera en que fue diseñado para ser usado. Por ejemplo, caminar es benéfico porque te ayuda a desarrollar resistencia. Mientras más resistencia tengas, más podrás hacer ejercicio. Cuanto más ejercicio hagas, más peso perderás y cuanto más peso pierdas, más eficiente será tu cuerpo para liberar insulina y quemar energía. Cuando esto suceda, ya no serás resistente a la insulina.

Peso Que No Se Quitará

Cuando tienes SOP, tus hormonas están desequilibradas, y eso puede afectar tu capacidad para perder peso. Existe la teoría de que lo que pesas es un factor de genética, hormonas y neurotransmisores, además de nuestras experiencias de vida con los alimentos (Orlov, 2017). También se cree que permanecerás en el peso que has estado por un período de tiempo. Puedes hacer dietas y perder peso, pero con el tiempo volverás al peso que tenías en el momento más largo.

Es muy difícil perder peso si eres una mujer con SOP. No es imposible, pero tienes que ser paciente contigo misma y entender tu situación. Tienes hormonas que no están equilibradas y puedes tener resistencia a la insulina, todas estas cosas se pueden cambiar con el ejercicio.

Mánten la Fe

A pesar de que tu meta puede ser perder peso, no tienes que perder una gran cantidad para ayudar a tu SOP. Sólo necesitas que tu cuerpo funcione como debería, y esto vendrá en etapas. Recuerda que el objetivo del ejercicio no es volverte súper delgada, sino bajar tu nivel de azúcar en la sangre y una vez que lo hagas, es posible que puedas detener el progreso del SOP.

Semanas 1-2

Comienza lentamente y haz algo que te guste durante períodos de tiempo breves. Ráfagas cortas de diez minutos cada una es mejor que no hacer nada en absoluto. Si ya eres una persona activa, haz una actividad como el tenis o la natación que disfrutes totalmente. Pero involúcralo lenta y cuidadosamente si has pasado mucho tiempo desde que estuviste activa. Esta semana se trata de tomárselo con calma.

Si tienes un reloj o un teléfono inteligente, puedes llevar un registro de tus pasos y frecuencia cardíaca. Fija metas pequeñas y trata de alcanzarlas. Trata de mantenerte en tu objetivo durante cinco a diez minutos y concéntrate en cómo se siente. Concéntrate en las partes de tu cuerpo que no han estado activas en mucho tiempo. Incluso si alguna vez fuiste un atleta estrella, es bueno volver a familiarizarse con tu cuerpo antes de empujarlo demasiado lejos.

Semanas 3-4

Caminar puede ser disfrutable con tu pareja o con un amigo. Sólo camina por diversión, y trata de caminar un poco más cada día. Da pequeños pasos y ten cuidado con tu cuerpo. Haz algunos ejercicios de estiramiento cuando comiences a caminar más lejos. Si tienes un reloj o un teléfono inteligente, utilízalo completamente para contar tus pasos y medir la distancia.

Semanas 5-6

Esta es la semana en la que tomas velocidad cuando caminas. Si eres una persona activa o semi-activa, es hora de hacer ese ejercicio aeróbico. Escoge una actividad como nadar, o puedes continuar caminando. El objetivo aquí es aumentar la velocidad. Podrías comprar algunos buenos zapatos para correr y elegir una actividad que te desafíe.

Primero, estira un poco antes de empezar a correr o caminar. Luego camina o corra a un ritmo lento para calentarse. Cuando estés calentada, camina a paso ligero durante un minuto y luego vuelve a caminar más despacio durante 5 minutos; y luego, camina a casa y estira. Si ya has estado caminando, está bien trabajar un poco más duro para hacer un buen ejercicio.

En el futuro, desarrollarás otras rutinas de ejercicio que sean divertidas para ti. Tal vez te encanta el interior y prefieres un gimnasio donde puedas hacer ejercicio con otras personas. Si eres un alma tímida, elige un rincón pequeño y privado, lejos de las multitudes.

Únete a la Multitud

Después de seis semanas probablemente te sientas mejor de lo que te sentías antes. Tal vez quieras unirte a una clase. Algunas clases a las que podrías unirte son: yoga, pilates, tai chi, Zumba, SilverSneakers, y sí, incluso clase de spin. A medida que comiences a sentirte más cómoda, únete a un gimnasio que te ofrezca una variedad de opciones de ejercicio, como entrenamiento en circuito, cintas de correr, piscinas, senderos para caminar o correr y clases de ejercicio.

Ahora que está activa, respeta siempre tus límites y no te esfuerces demasiado. Consulta al médico y vuelve a realizar las pruebas para ver si tu cuerpo ya no tiene resistencia a la insulina. Durante estas semanas, puedes incluso comenzar a menstruar de nuevo y ovular.

Dalle la Vuelta al SOP

Cualquier tipo de ejercicio es muy bueno para ti. Al principio, será difícil, pero luego encontrarás un medio feliz y adquirirás el hábito del ejercicio. Hacer esto puede ser un cambio en tu lucha contra el SOP.

Participar en tu Tratamiento

Hay cosas que puedes hacer para combatir los síntomas causados por los desequilibrios hormonales. Los cambios en el estilo de vida pueden ayudar a revertir estos síntomas. Cambiar tu estilo de vida se trata de hacer cosas que pueden fortalecer tu cuerpo y darte una sensación de bienestar. El SOP puede tener un gran impacto en tu vida, especialmente si sufres de resistencia a la insulina. Es importante que estés bajo el cuidado de un médico, pero hay muchas cosas que puedes hacer para participar en tu tratamiento.

Resumen del Capítulo

● El ejercicio puede revertir los efectos del SOP.

● Hazte la prueba para saber si eres resistente a la insulina.

● Comienza una rutina de ejercicios gradualmente, y trabaja hasta llegar a ser más activa.

En el siguiente capítulo, aprenderás sobre los andrógenos y su papel en el SOP.

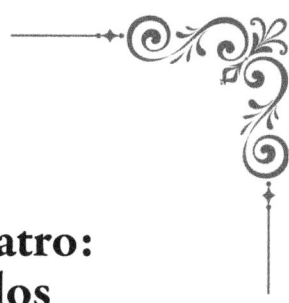

Capítulo Cuatro:
¿Qué Son los Andrógenos Y Qué Hago Con Ellos?

En el Capítulo Dos, establecimos que demasiada insulina en el cuerpo provoca que el ovario produzca andrógenos. Pero, ¿qué son exactamente los andrógenos? A menudo conocidos como la hormona masculina, los andrógenos son responsables de la función reproductiva, las funciones musculares magras y el crecimiento, la fuerza ósea, el bienestar emocional y las funciones cognitivas (Gurevich, 2019).

Hay varias hormonas androgénicas que afectan a nuestro cuerpo. La siguiente es una descripción de algunos de los andrógenos que afectan el cuerpo de una mujer.

Testerona

La testosterona se encuentra tanto en los ovarios como en las glándulas suprarrenales. Pero, el 50% de la testosterona proviene de la conversión de la androstenediona en el torrente sanguíneo (McCulloch, 2016).

Cuando hay una cantidad excesiva de testosterona en el cuerpo de una mujer, ésta puede desarrollar calvicie frontal, un clítoris agrandado, una voz grave y un aumento de la masa muscular (Gurevich, 2019).

DHEA

La DHEA es secretada por las glándulas suprarrenales. Demasiada DHEA y obtienes la piel grasa y el acné. También tienes pérdida de cabello, pero al mismo tiempo, tienes vello facial. Tu voz se hace más grave y estás fatigada. La DHEA también es culpable de cambiar tu ciclo menstrual.

DHEA-S

La DHEA-S es la hormona más abundante en tu cuerpo cuando estás en edad reproductiva. Es producida por las suprarrenales. La DHEA-S alcanzan su punto máximo a principios de la adultez, y luego el nivel baja a medida que envejeces.

Androstenediona

La androstenediona es producida por los ovarios y las glándulas suprarrenales. Esta hormona en exceso también causa exceso de vello corporal y facial, puede detener los períodos y estimular el empeoramiento del acné.

Dihidrotestosterona

La dihidrotestosterona (DHT) es el andrógeno más poderoso y se produce en el tejido del cuerpo. El DHT es responsable de la pérdida de cabello.

Lo Que Los Andrógenos Hacen Por Tu Cuerpo

Cuando los andrógenos están equilibrados, contribuyen mucho a tu cuerpo. Son responsables de mejorar la masa muscular, mantener la libido fuerte y moderar la grasa corporal. Los andrógenos también son necesarios para la salud de los huesos, los riñones y el hígado, así como para la fertilidad (McCulloch, 2016).

Qué Sucede Cuando Hay Demasiados Andrógenos

Cuando hay demasiados andrógenos, las mujeres experimentan la "masculinización". Las características que normalmente se atribuyen a los hombres, comienzan a aparecer en el cuerpo de la mujer. Esto incluye la apariencia del vello en el labio superior, mentón, parte media del pecho, abdomen y espalda. Estas son áreas en las que se puede encontrar vello en un hombre.

Si hay exceso de vello en otras partes del cuerpo, los andrógenos no son responsables de eso, ya que sólo son responsables de los atributos masculinos. El exceso de andrógenos es el culpable más común del hirsutismo (McCulloch, 2016).

Un exceso de andrógenos también es responsable de la condición llamada Alopecia Androgenética (pérdida de cabello con patrón femenino). Es muy estresante para las mujeres que comienzan a perder su cabello. Demasiados andrógenos son responsables de esto.

Maneras de Corregir el Exceso de Andrógenos

Hay medicamentos que pueden ayudar con el exceso de andrógenos, como las píldoras anticonceptivas y los esteroides. En este capítulo, me enfocaré en los tratamientos naturales del exceso de andrógenos. Es importante en este punto saber cuál es la fuente de tu exceso suprarrenal. Puedes tener un exceso de andrógenos derivados (DHEA-S) o tal vez tengas andrógenos ováricos (testosterona) o tal vez tengas un poco de ambos jugando con tu sistema (McCulloch, 2016).

Las terapias naturales pueden ayudar a los síntomas del exceso de andrógenos como el hirsutismo, el acné y la alopecia androgenética. Si tienes cualquier tipo de exceso de andrógenos, como se mencionó anteriormente, las terapias naturales pueden ayudarte.

Regaliz (Glycerrhiza glabra)

En un estudio del 2004, "El Regaliz Reduce la Testosterona en Suero en Mujeres Sanas", los investigadores encontraron que el regaliz redujo significativamente los niveles de testosterona en las mujeres después de un mes de tratamiento (McCulloch, 2016). El regaliz bloquea las enzimas llave involucradas en la producción de testosterona. También hay algunos esteroides en el regaliz (glicirricina y ácido glicirretínico) que tienen efectos antiandrógenos (McCulloch, 2016). Los efectos antiandrogénicos han demostrado ser útiles para reducir la alopecia androgenética, el hirsutismo y el acné en mujeres con SOP.

Ten en cuenta que si tienes presión arterial alta, se ha demostrado que el regaliz eleva la presión arterial, por lo que no debes probar este remedio natural si tienes hipertensión.

Peonía Blanca (Paeonia Lactiflora)

La Peonía Blanca es una hierba popular antiandrogénica y a menudo utilizada en la medicina tradicional china combinándola con regaliz en una proporción de 1:1. La fórmula de peonía y regaliz se administra en una dosis de dos gramos, tres veces al día y hasta cuatro gramos, tres veces al día (McCulloch, 2016).

La peonía blanca funciona disminuyendo la creación de testosterona, pero no altera la producción de androstenediona y estradiol (McCulloch, 2016). La fórmula de la peonía blanca y el regaliz se da para ayudar a regular el ciclo menstrual y reduce los signos androgénicos como el hirsutismo y el acné.

Té

Tanto la menta verde como el té de hierbas de mejorana tienen un impacto en el SOP y el hirsutismo. La menta verde fue probada por investigadores que dieron té de menta verde a mujeres en un estudio aleatorio. Los resultados publicados en *Phytotherapy Research* mostraron que los niveles libres y totales de testosterona se redujeron durante el período de 30 días en las mujeres que tomaron el té dos veces al día. Estas mujeres también sintieron que su hirsutismo mejoró.

El té de menta verde no es el único que ha tenido un impacto en el SOP. Las mujeres que tomaron té de mejorana dos veces al día durante un mes experimentaron una mejor sensibilidad a la insulina y niveles más bajos de andrógenos suprarrenales en comparación con las mujeres que tomaron el placebo. Este estudio fue publicado en el *Journal of Human Nutrition*. El té de hierbas de mejorana también restauró el equilibrio hormonal y reguló los ciclos menstruales en las mujeres.

Hongos Reishi Rojos

En un estudio de 20 especies distintas de hongos, el hongo reishi rojo fue la especie de hongo que tenía efectos antiandrogénicos. El hongo Reishi Rojo es un hongo japonés que tiene muchos beneficios para la salud. El hongo disminuye considerablemente los niveles de 5-alfa-reductasa que previene la conversión de la testosterona en el más poderoso DHT. Estos niveles disminuidos afectan el acné y la calvicie.

Linaza

¿Puede una mujer marcar la diferencia en la lucha contra el SOP? Sí, puede. Una mujer de 31 años con SOP tomó 30 gramos al día de linaza, y los resultados fueron un total reducido de testosterona libre (Very Well Health). Esta mujer también tuvo una reducción en el hirsutismo al final del estudio. Los hombres con cáncer de próstata también han reaccionado a la linaza y han experimentado una disminución en los niveles de andrógenos.

Nueces

Los investigadores han encontrado que las nueces tienen un efecto beneficioso sobre los niveles de andrógenos en las mujeres con SOP. En un estudio publicado en el European Journal of Clinical Nutrition, se eligieron mujeres al azar para participar en un estudio en el que se les dio a algunas mujeres nueces o almendras durante seis semanas. Resultó que las mujeres que comieron nueces aumentaron sus niveles de globulina vinculante a la hormona sexual (SHBG, por sus siglas en inglés) y que las mujeres que comieron almendras habían disminuido los niveles de andrógenos libres (Very Well Health).

Pescado

47.2% vs. 22.9% fue el total de la efectividad del omega-3 vs. placebo en un estudio que fue publicado en *Iran Journal of Reproductive Medicine*. Setenta y ocho mujeres con sobrepeso con SOP fueron clasificadas aleatoriamente, un grupo recibió 3 gramos de omega-3 por día, y la otra mitad del grupo recibió un placebo durante ocho semanas. Al final, se vio que la concentración de testosterona era realmente baja en el grupo de omega-3 en comparación con el grupo de placebo.

Otros alimentos y fuentes naturales que hicieron una mejora significativa para reducir los andrógenos son el cohosh negro (fitoestrógeno), saw palmetto, romero, melatonina, raíz de kudzu y hierro.

Curar el Acné

Algunas mujeres que tienen un aumento de andrógenos tienen problemas con el acné. Ciertos tratamientos tópicos por fuentes naturales han demostrado ser efectivos. Esas fuentes son: ácido salicílico, aceite de árbol de té hecho de corteza de sauce blanco, aceite de ciprés japonés y alfahidroxiácidos.

Elegir alimentos que sean antiinflamatorios también ayuda. Por ejemplo, tomates, aceite de oliva, verduras de hoja verde como la col rizada, nueces como las almendras, pescados grasos como el salmón y el atún, y las frutas como las naranjas, cerezas, arándanos y fresas pueden revertir algunos de los síntomas del SOP (Harvard Health Publishing).

El exceso de andrógenos es un problema con las mujeres que tienen SOP. Los síntomas pueden ser evitar que la ovulación ocurra y retrasar los ciclos menstruales. Además, algunas mujeres tendrán un crecimiento excesivo de vello y acné severo debido al aumento de andrógenos. Siendo este el caso, existen alternativas naturales y medicamentos que pueden ayudar a las mujeres a resolver los problemas que tienen debido al SOP.

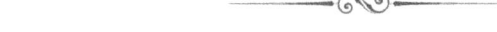

RESUMEN DEL CAPÍTULO

- El aumento de andrógenos afecta al cuerpo de distintas maneras.
- Existen medicamentos para ayudar a disminuir los niveles de andrógenos.
- Existen alternativas naturales que disminuyen los niveles de andrógenos.

En el siguiente capítulo, aprenderás sobre el índice glucémico.

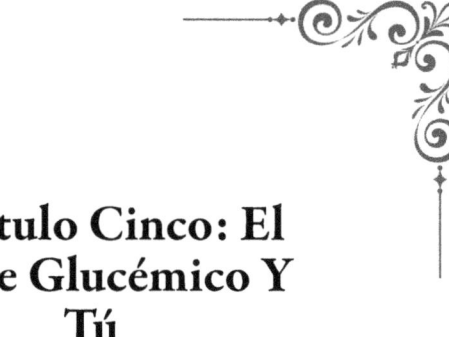

Capítulo Cinco: El Índice Glucémico Y Tú

Parte del tratamiento para el SOP es mejorar la nutrición y tratar la sensibilidad a la insulina relacionada con este síndrome. Una de las mejores herramientas para tratar de revertir los efectos de la sensibilidad a la insulina es conocer el índice glucémico de los alimentos que vas a comer.

¿Qué Es El Índice Glicémico?

El índice glucémico o IG te dice cómo reacciona tu cuerpo a un alimento. Específicamente, el efecto que el alimento tiene en tus niveles de glucosa en la sangre. Cuando tienes un alimento que es alto en el IG, esto significa que el alimento es rápidamente digerido y metabolizado, causando un rápido aumento en tu cuerpo de glucosa en la sangre. La cantidad de glucosa en tu cuerpo determina cuánta insulina libera tu páncreas. Una gran cantidad de insulina te llevará a desarrollar sensibilidad a la insulina. A medida que tus niveles de insulina aumentan, también lo hace la producción de testosterona.

Cuando un alimento tiene un número bajo en índice glucémico, esto significa que es digerido y metabolizado lentamente, y que hay un aumento lento de glucosa en la sangre en tu sistema. La insulina es secretada por el páncreas, lo que permite a las células absorber la glucosa en la sangre y producir energía. Debido a que las células están absorbiendo la glucosa, hay menos en tu torrente sanguíneo y el páncreas deja de liberar insulina en tu sistema. En consecuencia, con menos insulina en tu sistema, la producción de testosterona se mantiene en un nivel "normal".

SOP y Testosterona

Cuando se trata de SOP, tiende a haber una producción de testosterona más alta de lo normal. Esto está ligado a que una mujer tenga sensibilidad a la insulina y produzca más testosterona. El índice glucémico se vuelve especialmente importante en el tratamiento del SOP, porque lo ideal es que una mujer coma alimentos que sean bajos en índice glucémico para que pueda revertir su sensibilidad a la insulina.

La Carga Glucémica

Sin embargo, conocer el índice glucémico de un alimento no es suficiente para revertir la sensibilidad a la insulina. Las mujeres también deben tener en cuenta la carga glucémica (GL, por sus siglas en inglés) de un alimento. La carga glucémica mide la cantidad de alimentos que estás comiendo y su efecto sobre tus niveles de glucosa en la sangre. Para encontrar la carga glucémica de un alimento, debes conocer el índice glucémico. Una ecuación para encontrar el GL es la siguiente:

(Índice glucémico x gramos de carbohidratos)/100 = Carga glucémica

La Carga Glucémica De Una Dona

He aquí un ejemplo de cómo se puede averiguar cuál es la carga glucémica de una dona.

Primero, busca el índice glucémico de la dona. Mi lista dice que el IG de una dona es 76. Ahora buscas los gramos de carbohidratos en la rosquilla. Por lo general, puedes encontrar esto en la sección de Información Nutricional del paquete. Digamos que la mía es de 22 gramos. Ahora vamos a conectar esos números en la ecuación anterior.

(76 x 22)/100 = 16.72

¿Es alto el número de carga glucémica de la dona?

Echemos un vistazo a los rangos:

1-10 es bajo.

11-19 es medio.

20+ es alto.

Parece que la dona cae en el rango medio para la carga glucémica. Sin embargo, ¿alguna vez te comes sólo una dona? Si puedes comer sólo una, te admiro mucho. Pero si es como yo, y no puedes detenerte en sólo una, considera cómo tu cuerpo absorberá dos donas o una carga glucémica de 33.44. Ahora estamos en el rango alto, y para cualquier persona con SOP, estos alimentos deben ser evitados.

Tipos Distintos de Carbohidratos

Si no estás segura de cuáles alimentos son carbohidratos y cuáles no, veamos algunos de los carbohidratos obvios y no tan obvios. Hay diez tipos diferentes de azúcares y cada uno de ellos reacciona en el cuerpo de diferentes maneras. Todos estos azúcares son de una clase que no puede ser hidrolizada en un azúcar más simple. He aquí un desglose de estos tipos de azúcares y de los alimentos que los contienen.

La glucosa (monosacárido) es la principal fuente de energía del cuerpo.

La fructosa (monosacárido) se encuentra en la miel, frutas de árboles y vid, bayas y hortalizas de raíz. La caña de azúcar, remolacha azucarera y maze producen fructosa comercial.

La galactosa (monosacárido) se encuentra en productos lácteos, aguacates y remolachas azucareras.

La sacarosa (disacárido) se encuentra naturalmente en las piñas y albaricoques. Se encuentra comercialmente en productos avícolas y porcinos, salchicha y carne en lata, grasas y aceites, y bocadillos.

La lactosa (disacárido) (azúcar de la leche) se puede encontrar naturalmente en la leche, yogur, crema, mantequilla, helado y queso. Comercialmente, se encuentra en mezclas para panqueques, cereales listos para comer, sopas instantáneas, dulces, galletas y mezclas de bebidas.

Celulosa (polisacáridos) es el nombre químico de la fibra y se encuentra en las plantas. No puede ser digerido por los humanos, pero es muy importante que comamos celulosa/fibra. Las frutas y verduras tienen celulosa.

La quitina (un polisacárido) es el ingrediente principal en los exoesqueletos de crustáceos y artrópodos, pero también está presente en hongos, mariscos y caracoles. Se utiliza como espesante y estabilizador de alimentos.

El almidón se encuentra en el pan, pasta, arroz, cuscús, papas, cereales de desayuno, avena y otros granos. El almidón es un polisacárido que se obtiene combinando un gran número de monómeros de glucosa.

La xilosa es un azúcar dietético que se encuentra en las frutas, cereales, pan y verduras como las papas, guisantes y zanahorias. La xilosa es un azúcar utilizado como edulcorante diabético en alimentos y bebidas.

La maltosa o malt sugar están presentes en productos malteados como los batidos y caramelos, granos y verduras con almidón. La maltosa también se puede encontrar en alimentos donde el almidón es fermentado por la levadura, como en panes o bebidas elaboradas.

Estos diferentes tipos de azúcares son buenos para conocer porque no todos los carbohidratos son creados iguales. Cuando pensamos en los carbohidratos, pensamos en el pan, arroz y pasta como regla, pero los azúcares se pueden encontrar en otras cosas. Tratamos de no comer demasiado de estos alimentos porque nos dicen que demasiado no es bueno para nosotros. Es bueno saber, por ejemplo, que la xilosa es un azúcar que pueden tolerar los diabéticos. Comer bajo en carbohidratos parece ser la tendencia en este momento en la pérdida de peso, pero tenemos que hacer una pausa en los diferentes nutrientes que nos llegan a través de los carbohidratos o azúcares simples.

La Carga Glucémica de un Plátano

Es difícil de creer, pero hay carbohidratos en los alimentos que necesitamos comer por su valor nutricional. Las frutas y verduras entran en la categoría de los carbohidratos. ¿No deberíamos comer un plátano con un índice glucémico de 51?

Veamos la ecuación de la carga glucémica.

(Índice glucémico x gramos de carbohidratos)/100 = Carga glucémica

(51 x 27g)/100= 13.77

La carga glucémica de un plátano está en el rango medio, así que no está tan mal, especialmente si sólo tenemos un plátano.

¿Qué Hay de las Verduras?

Las papas, calabazas y camotes tienen un alto índice glucémico, pero las zanahorias, las judías verdes y los plátanos, por nombrar sólo algunos, están por debajo de 50. Se podría pensar que el camote es más saludable que una papa, porque es alta en fibra, vitamina C, potasio, ácido pantoténico, niacina, vitamina B6, manganeso, magnesio, cobre y betacaroteno. Así que, verás, no todos los carbohidratos son malos para ti y eliminarlos completamente puede no ser algo bueno. Es por eso que estas dietas se llaman bajas en carbohidratos. Todavía necesitas carbohidratos en tu dieta, pero necesitas hacer que estos carbohidratos cuenten. Por lo tanto, aunque las verduras como los camotes pueden tener un alto contenido de carbohidratos, tienen otros beneficios que hacen que valga la pena comerlas con moderación.

Carbohidratos Ocultos

Cuando estés preocupada por la sensibilidad a la insulina, es importante que prestes atención al índice glucémico y a la carga glucémica para que puedas controlar la cantidad de glucosa en sangre que tendrá tu cuerpo.

Al contar los carbohidratos, debes ser increíblemente cuidadosa con los carbohidratos ocultos en todos los alimentos. Algunas fuentes obvias de carbohidratos ocultos se encuentran en salsas o condimentos como los siguientes: ketchup, salsa barbacoa, salsa sriracha, salsa teriyaki y vinagre balsámico.

Por un tiempo fue una tendencia tomar jugo en lugar de refrescos, pero aunque las bebidas de frutas son naturales, tienen muchos carbohidratos. El zumo de manzana, por ejemplo, contiene 28 g de carbohidratos en una taza. Hay toda una industria para promover los alimentos naturales. Por lo tanto, lee la etiqueta cuando estés eligiendo algo saludable. Recuerda, tu meta no es olvidar los carbohidratos, sólo estás tratando de darle a tu cuerpo un respiro cuando se trata de que tu páncreas libere insulina. Estás prestando atención al índice glucémico y a la carga glucémica para que puedas darle a tu cuerpo todas las oportunidades de funcionar correctamente y eliminar algunos de los síntomas de tu SOP.

Azúcares Que Tardan Más En Absorberse

Para un ejemplo de conteo de carga glucémica alta, observamos las diferencias entre una papa regular y un camote. El camote estaba lleno de mucha fibra, vitaminas y minerales. Teniendo esto en cuenta, piensa en el azúcar refinado y la harina procesada.

Por la mañana, tengo avena que es proteína enriquecida con una cucharada de azúcar. El índice glucémico para esto es bajo porque la avena tiene fibra y proteína, por lo que toma más tiempo para digerir. Y una cucharada de azúcar no es lo mejor, pero tampoco lo peor.

Compara esta cucharada con la cantidad de azúcar de un cereal de desayuno. El USDA (Departamento de Agricultura de los Estados Unidos) dice que, en promedio, un cereal de desayuno puede tener hasta 55 gramos de carbohidratos en una taza (81 gramos). Una cucharada de azúcar contiene 13 gramos de carbohidratos.

Cuanto más procesada esté la comida, mayor será el contenido de carbohidratos que tendrá. Cuanto más altos sean los carbohidratos, más difícil será para tu cuerpo metabolizar esos carbohidratos en energía.

¿Por Qué Todo Esto Es Importante Para Una Mujer Con SOP?

Hemos discutido la conexión entre la sensibilidad a la insulina y la producción de testosterona, que conduce al exceso de andrógenos. Pero veamos otro factor: "Las mujeres con SOP almacenan la grasa más eficientemente y queman las calorías más lentamente que las mujeres que no tienen SOP" (Harris & Francis-Cheung, 2016).

En otras palabras, una mujer que tiene SOP puede tener un metabolismo más lento que una mujer sin SOP. No poder perder peso como otras mujeres que no tienen SOP puede ser realmente frustrante. Sin embargo, cuando comienzas a seguir una dieta saludable y a hacer ejercicio, puedes cambiar tu metabolismo.

Si tu aumento de peso es significativo, estás en riesgo de tener más problemas de salud como obesidad, trastornos alimenticios, problemas de colesterol, presión arterial alta y enfermedades cardiovasculares. Es importante hacer cosas para perder peso.

SOP y la Diabetes

Una condición que una mujer con SOP puede tener es diabetes no insulinodependiente. "Una mujer con SOP tiene siete veces más probabilidades de desarrollar diabetes durante su vida que el resto de la población" (Harris & Francis-Cheung, 2016). Además, si tienes hiperinsulinemia y resistencia a la insulina, tus probabilidades de desarrollar diabetes gestacional son mayores. Aunque es probable que la diabetes desaparezca después de dar a luz, aún estás en riesgo de padecerla en el futuro (Harris & Francis-Cheung, 2016).

¿Significa esto que tendrás un futuro sombrío? En absoluto, si sabes que tienes SOP y uno de los síntomas que tienes es resistencia a la insulina, puedes cambiar las probabilidades siguiendo una dieta saludable.

El nutricionista clínico Conner Middleman Whitney, que estudió nutrición y SOP a través de "un estudio de tres meses en Internet que incluyó cambios en la dieta y suplementos nutricionales", concluyó que la terapia nutricional puede ofrecer un "apoyo poderoso" (Harris & Francis-Cheung, 2016). En otras palabras, estarás en buena forma si sigues un plan de alimentación y buscas apoyo a través de recursos como un grupo de apoyo dietético o un nutricionista. Siempre y cuando hagas de la nutrición una prioridad, progresarás en tus esfuerzos para perder peso.

Ser Consciente

En este libro, discutiremos diferentes dietas que pueden cambiar las cosas cuando se trata de SOP. Estar al tanto del índice glucémico y de la carga glucémica es un buen comienzo. No te abrumes con este conocimiento. Una simple conciencia de dónde encaja un alimento en el índice glucémico puede ser extremadamente útil cuando planificas tus comidas.

Observar lo que comes va a contar mucho cuando se trata de reducir los riesgos para la salud y el SOP. Comer sano puede ayudar mucho a prevenir enfermedades como la diabetes y la infertilidad.

Ejemplos de Dietas Bajas en Carbohidratos

Antes de comenzar una dieta que cambiará tu estilo de vida, comienza dando un pequeño paso. Toma un par de semanas para prestar atención al índice glucémico de los alimentos que estás comiendo. Planifica tus comidas alrededor de los alimentos que tienen una carga glucémica baja.

Permíteme darte una lista de alimentos que son bajos en el índice glicémico, y luego te daré una lista de alimentos que están arriba en la lista. Y luego, puedes tomar decisiones sobre tu plan de comidas para la próxima semana o incluso para los próximos días.

Alimentos Que Son Bajos en el Índice Glucémico Según Healthline.com (Coyle, 2017)

- Pan: variedades de grano entero, multigrano, centeno y masa fermentada

- Cereales para el desayuno: avena enrollada, muesli de Bircher y salvado

- Frutas: manzanas, fresas, albaricoques, melocotones, ciruelas, peras y kiwi

- Verduras: zanahorias, brócoli, coliflor, apio, tomates y calabacines

- Verduras con almidón: Variedades de papa carisma y Nicola, camotes, maíz y ñames

- Legumbres: lentejas, garbanzos, frijoles horneados, frijoles de mantequilla y frijoles rojos

- Pasta y fideos: fideos soba, fideos vermicelli y fideos de arroz

- Arroz: Basmati, Doongara, arroz de grano largo y arroz integral

- Granos: quinua, cebada, cuscús perlado, alforfón, freekeh (trigo zorollo) y sémola.

- Lácteos: leche, queso, yogur, natilla, leche de soja y leche de almendras

Alimentos sin valor IG

- Carne: carne de res, pollo, cerdo, cordero y huevos

- Pescados y mariscos: salmón, trucha, atún, sardinas y camarones

- Nueces: almendras, anacardos, pistaches, nueces y nueces de macadamia

- Grasas y aceites: aceite de oliva, aceite de salvado de arroz, mantequilla y margarina

- Hierbas y especias: sal, pimienta, ajo, albahaca y eneldo

Recuerda que el objetivo aquí es sólo tener alimentos que sean de bajo a moderado en el Índice Glucémico. Algunos de los artículos de esta lista no se incluirían en algunas dietas bajas en carbohidratos que restringen completamente el consumo de carbohidratos. Discutiremos estas dietas en el Capítulo Ocho.

Alimentos a Evitar Porque Son Altos en el Índice Glucémico (Coyle, 2017)

- Pan: pan blanco, baguettes franceces, bagels, y cualquier pan hecho con harina refinada como panes turcos o libaneses.

- Cereales para el desayuno: avena instantánea, Krispies de arroz, Corn Flakes, Krispies de cacao y Fruit Loops

- Verduras con almidón: patatas (patatas Desiree y Red Pontiac) y puré de patatas en polvo.

- Pasta y fideos: pasta de maíz y fideos instantáneos

- Arroz: Jazmín, Arborio (risotto Calrose) y arroz blanco de grano medio

- Sustituciones lácteas: leche de arroz y leche de avena

- Fruta: sandía

- Bocadillos salados: galletas saladas de arroz, latas de maíz, tortas de arroz, pretzels, papas fritas de maíz y papas fritas.

- Pasteles y galletas: bizcochitos, donas, magdalenas, galletas y gofres

- Dulces: gominolas, barras de chocolate y paletas

Recuerda que son los pequeños pasos que das con el tiempo los que te ayudan a alcanzar las metas que deseas alcanzar. Al prestar atención al índice glucémico y a la carga glucémica, disfrutarás de una transición más suave a un plan de alimentación o dieta saludable.

RESUMEN DEL CAPÍTULO

- El SOP y la sensibilidad a la insulina están relacionados entre sí.

- Es importante conocer el índice glucémico y la carga glucémica.

- Una alimentación saludable puede revertir los efectos de la sensibilidad a la insulina.

En el siguiente capítulo, aprenderás sobre la Dieta Anti-Inflamatoria.

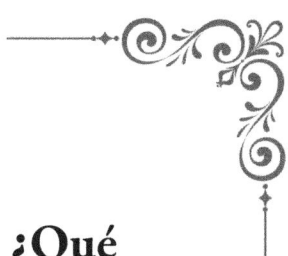

Capítulo Seis: ¿Qué Es Una Dieta Anti-Inflamatoria Y La Necesito?

Inflamación y SOP

Uno de los últimos descubrimientos sobre el SOP es que está relacionado con las respuestas inflamatorias en el cuerpo. Para entender lo que la inflamación significa para el cuerpo, piensa en los moretones y en cómo el cuerpo se hincha alrededor de ese moretón. La hinchazón o inflamación ocurre porque el cuerpo está tratando de proteger el área lesionada. Específicamente, la inflamación se encuentra cuando el cuerpo lo está protegiendo de bacterias, virus y lesiones dañinas. La inflamación es buena cuando te protege, pero a veces puede ser una señal de que tu cuerpo está atacando células y órganos sanos (Morris, 2011).

¿Por qué la comunidad médica piensa que la inflamación y el SOP van de la mano? La inflamación no sólo ocurre en el vacío. Cuando la inflamación está presente en el cuerpo, hay ciertos signos en el cuerpo como niveles elevados de una proteína C reactiva llamada CRP (por sus siglas en inglés). Se ha descubierto que las mujeres con SOP tienen niveles elevados de esta proteína.

También está presente cuando hay una inflamación en tu cuerpo cuando hay estrés oxidativo. Este tipo de estrés en tu cuerpo ocurre cuando hay "radicales libres que abruman las defensas de tu cuerpo contra los efectos dañinos" (Morris, 2011). También están presentes en el cuerpo cuando hay inflamación las citoquinas inflamatorias y los glóbulos blancos (linfocitos y monocitos) (Morris, 2011).

Cuando las mujeres con SOP son examinadas, estos marcadores se encuentran en su sistema. Además, la CRP elevada se encuentra en personas con diabetes, resistencia a la insulina y enfermedades cardíacas. Las mujeres con SOP algunas veces tienen estas condiciones. En consecuencia, algunos médicos creen que la inflamación podría ser la causa principal del SOP.

Como se discutió en capítulos anteriores, las mujeres con SOP tienen exceso de andrógenos. Estos andrógenos en exceso provocan mayores niveles de insulina y estos niveles "contribuyen a aumentar de peso, lo que provoca una mayor inflamación" (Grassi, 2018).

La Dieta Mediterránea Y Los Síntomas Del SOP Y La Inflamación

Si una mujer con SOP cambia su dieta, puede aliviar algunos de los síntomas del SOP y la inflamación. En un estudio publicado por la revista *North American Journal of Medical Sciences*, los investigadores descubrieron que la dieta puede mejorar la enfermedad inflamatoria y el SOP en las mujeres.

Este estudio dio seguimiento a las mujeres con SOP durante tres meses. Cada mujer debía seguir una dieta anti-inflamatoria de estilo mediterráneo durante tres meses. En particular, el estudio investigó los efectos de la dieta, conocida por sus propiedades anti-inflamatorias, sobre las mujeres con sobrepeso y obesas con SOP.

La dieta de estilo mediterráneo sigue una fórmula de 25% de proteína, 25% de grasa y 50% de carbohidratos y se centra en alimentos anti-inflamatorios como el pescado, las legumbres, las nueces, el aceite de oliva, las especies de hierbas y el té verde. Las mujeres siguieron esta dieta, y al final, perdieron el 7% de su peso corporal y su colesterol, presión arterial y marcadores inflamatorios mejoraron. Un enorme 63% de las mujeres recuperaron sus ciclos menstruales y un 12% quedaron embarazadas. Posteriormente, si tienes SOP, es posible que quieras seguir una dieta con propiedades anti-inflamatorias.

La Dieta Anti-Inflamatoria

Las dietas anti-inflamatorias están creadas para ser bajas en calorías, bajas en grasa, bajas en grasas saturadas y de moderadas a altas en fibra. Esta dieta también sugiere qué comer y cómo comerlo. Por ejemplo, estarás consumiendo una dieta que contenga la mitad de carbohidratos, por lo que debes espaciar los carbohidratos uniformemente durante el día. Además, cuando sirvas tu plato, llena la mitad del plato con verduras y también come una variedad de frutas.

Otros alimentos que se te anima a comer son los frijoles y las legumbres, varias veces a la semana, y los alimentos ricos en omega-3, como el salmón, el atún y la trucha, por lo menos dos veces a la semana. También se recomienda que el 25% de la grasa que necesita consumir provenga de fuentes insaturadas de grasa que se pueden encontrar en las semillas de lino, aceite de oliva y nueces. La dieta anti-inflamatoria también te anima a beber té verde diariamente y a comer carne roja sólo dos veces al mes (Grassi, 2018).

También se sabe que las hierbas y las especias combaten la inflamación. Aquí hay algunos ejemplos de hierbas y especias especiales y lo que hacen en la lucha para prevenir la inflamación.

- La pimienta de cayena ayuda a combatir el cáncer y limpia las arterias.

- El comino ayuda a eliminar las toxinas del cuerpo y previene el cáncer.

- El ajo es anti-inflamatorio. También tiene propiedades antivirales y antibacterianas.

- El jengibre ayuda con la inflamación que causa dolor en las articulaciones.

- La cúrcuma alivia la artritis, la tendinitis y algunos trastornos autoinmunes (Morris, 2011).

Los alimentos que aumentan la inflamación son: las grasas trans, los azúcares refinados y los alimentos artificiales. Algunos ejemplos de estos alimentos son galletas, donas, pasteles, pan blanco, aderezos y condimentos preparados para ensaladas, cereales azucarados, refrescos, papas fritas, margarina, papas, papas de maíz, alimentos fritos y cualquier cosa hecha con harina blanqueada o enriquecida.

El Índice de Inflamación

En 2009, investigadores de la Universidad de Carolina del Sur y de la Universidad de Massachusetts elaboraron un índice de inflamación. Estudiaron más de 60 años de informes, estudios y artículos sobre "los alimentos y cómo sus compuestos individuales afectan al cuerpo" (Morris, 2011). Los investigadores pudieron calificar los alimentos al determinar si eran anti-inflamatorios o inflamatorios.

Los investigadores le dieron a cada alimento una calificación llamada factor de inflamación (FI). Los alimentos que son anti-inflamatorios tienen calificaciones positivas y los alimentos con cualidades inflamatorias tienen calificaciones negativas. Los investigadores establecieron una calificación objetivo de 50 para identificar qué tan bien estás siguiendo la dieta anti-inflamatoria. Por ejemplo, todavía puedes comer alimentos con un índice inflamatorio negativo, pero tienes que equilibrarlo con un número positivo. Por ejemplo, si bebes un refresco con un número negativo de -50, puedes equilibrarlo comiendo algo con una calificación positiva mayor que absorberá el número negativo.

Las Grasas Buenas Y La Dieta Anti-inflamatoria

Las grasas buenas como las grasas insaturadas, tanto monoinsaturadas como poliinsaturadas, son importantes para la dieta anti-inflamatoria. Las grasas buenas ayudan a evitar que la inflamación en tu cuerpo ocurra. Manténte alejada de las grasas trans, ya que no son parte de la dieta anti-inflamatoria. Las grasas saturadas se dividen entre grasas saturadas buenas y grasas no tan buenas. Se recomienda que en una dieta de 2,000 calorías al día, sólo 140 calorías deben provenir de grasas saturadas (Morris, 2011).

Ejemplos de fuentes de grasas monoinsaturadas son el aguacate, el aceite de oliva, las aceitunas, las almendras, las nueces, el aceite de girasol, el aceite de sésamo, el aceite de semilla de uva y la avena. Ejemplos de fuentes de grasas poliinsaturadas son el salmón, la trucha, las sardinas, la soya, las nueces, las semillas de lino y el germen de trigo. Un ejemplo de una buena grasa saturada es el aceite de coco.

Las grasas trans son las grasas de las que debes mantenerte alejada. Los alimentos que tienen grasas trans son galletas, pasteles, donas, manteca y palomitas de maíz para microondas.

La Dieta Anti-Inflamatoria y los Carbohidratos

A diferencia de la dieta keto y otras dietas bajas en carbohidratos, la dieta anti-inflamatoria recomienda que el 50% de tu dieta sean carbohidratos. ¿Puedes creerlo? La dieta anti-inflamatoria quiere que obtengas tu energía no de las grasas sino de los carbohidratos. Por supuesto, esta dieta distingue algunos carbohidratos para ser buenos y otros para no ser tan buenos para ti.

La función principal de los carbohidratos es proporcionar energía a los músculos y al sistema nervioso central; evitar que las proteínas se utilicen como energía; permitir la descomposición de los ácidos grasos para las grasas y la energía; y proporcionar al cuerpo fuentes de fibra (Morris, 2011).

La dieta de la inflamación tiene en cuenta que hay carbohidratos simples y complejos. Los carbohidratos simples se descomponen y absorben rápidamente en tu sistema, y los complejos tardan más tiempo en descomponerse.

¿Sabías que la fibra se considera un carbohidrato? Se considera tan complejo que no puede ser descompuesto por el cuerpo y, en consecuencia, atraviesa el cuerpo sin ser digerido.

A medida que pasa por el cuerpo, mantiene nuestros intestinos sanos y nos ayuda a controlar nuestros niveles de azúcar en la sangre. Hay dos tipos de fibra, la fibra soluble y la fibra insoluble.

Lo difícil de los carbohidratos es que en ciertas combinaciones, pueden elevar nuestro nivel de azúcar en la sangre. Dichos niveles causan inflamación. En la dieta anti-inflamatoria, en lugar de no comer carbohidratos, asegúrate de comer carbohidratos complejos para reducir la inflamación.

En una dieta anti-inflamatoria encontrarás que los alimentos procesados no están permitidos. Cuando un alimento es procesado y se refina, no sólo pierde fibra sino también vitaminas, minerales y otros nutrientes importantes.

Las Proteínas Y La Dieta Anti-inflamatoria

Las proteínas son importantes para una dieta anti-inflamatoria porque los humanos necesitan aminoácidos para desarrollar los músculos. De los 22 aminoácidos necesarios para producir proteínas, nuestro cuerpo sólo produce 13. Por lo tanto, necesitamos encontrar alimentos que nos proporcionen los aminoácidos que necesitamos.

La proteína es necesaria porque nos ayuda a reparar los tejidos dañados, a fortalecer los músculos y a alimentar nuestra sangre. La insulina es un ejemplo de una proteína en nuestro cuerpo. Las proteínas también son importantes para nuestro sistema inmunológico, y los anticuerpos son proteínas. La proteína C reactiva (CRP) que mencionamos al principio de este capítulo es enviada por el cuerpo para indicar enfermedad o lesión. Cuando los niveles de CRP son altos, esto indica que hay inflamación en tu cuerpo.

Alimentos Que Son Buenos Para Ti

La dieta mediterránea es un buen ejemplo de una dieta anti-inflamatoria, pero también hay alimentos que puedes comer regularmente para ayudar a reducir la inflamación en tu cuerpo.

Salmón

El salmón, una fuente importante de proteínas, es un ingrediente esencial para cualquier dieta anti-inflamatoria. Rico en ácidos grasos omega-3, el salmón ayuda a reducir el riesgo de enfermedades cardíacas y cardiovasculares, derrames cerebrales y arritmias cardíacas. Pero el beneficio más importante que el salmón puede aportar a una dieta es que realmente te hace sentir lleno. Además, ayuda a tu cuerpo a responder a la insulina para un mejor control del azúcar en la sangre. Trata de incluir el salmón en tu dieta por lo menos dos o tres veces por semana.

Linaza

Una pequeña semilla marrón de la planta Linum usitatissimum, la linaza, ha existido durante siglos. La linaza tiene una alta cantidad de ácidos grasos omega-3 y ayuda a combatir la inflamación en el cuerpo. Las También tienen fitoestrógenos que actúan como modificadores selectivos de la respuesta de estrógeno (SERM, por sus siglas en inglés) de la misma manera que el medicamento para el cáncer de mama Tamoxifen. Los SERMS aumentan el estrógeno cuando está bajo en el cuerpo, y cuando el estrógeno está alto, los SERMS pueden reducir los niveles de estrógeno.

La linaza también tienen un alto contenido de manganeso, folato, cobre, fósforo y vitamina B6.

Arándanos

Los arándanos, ricos en antioxidantes, protegen a las células de la inflamación y el estrés oxidativo. También tienen fibra, manganeso y vitaminas C, E y K.

Almendras

Las almendras naturales tienen grasa monoinsaturada, proteína y potasio. Promueven la salud del corazón. También tienen vitamina E, un antioxidante que previene los ataques cardíacos. Lo más importante que las almendras hacen por las mujeres con SOP es que ayudan a disminuir el aumento de la insulina y el azúcar en la sangre. Se sabe que las almendras ayudan a combatir la resistencia a la insulina.

Hongos

Un alimento popular que tiene muchos beneficios, los hongos contienen cantidades considerables de antioxidantes, fitonutrientes y polisacáridos, los cuales regulan el sistema inmunológico. Los hongos pueden ayudarte a regular tu nivel de azúcar en la sangre, por lo que son una gran ayuda en tu lucha contra la resistencia a la insulina. También se sabe que los hongos ayudan a aumentar la ovulación en mujeres con SOP.

Brócoli

Un superalimento que es alto en fibra dietética, ayuda a mantener tus intestinos limpios y ayuda con la resistencia a la insulina. Contiene vitaminas C y D, calcio, folato de hierro y fitonutrientes.

Quinua

Un grano entero que es una proteína completa, está libre de gluten y tiene un alto contenido de magnesio y riboflavina. La quinua ayuda con la inflamación de los vasos sanguíneos. También ayuda con la resistencia a la insulina y es alta en manganeso, magnesio, hierro, cobre triptófano y fósforo. Sustituir los carbohidratos por quinua por lo menos de tres a cinco veces por semana puede ser realmente benéfico para ti de muchas maneras.

Coles de Bruselas

Los coles de bruselas, una verdura abundante y crucífera, tienen un alto contenido de antioxidantes y omega-3. También son conocidos por ser una inmensa ayuda en la desintoxicación. Con un alto contenido de fibra que puede ayudar con la resistencia a la insulina, las coles de Bruselas contienen vitaminas K, C, A, B6, B1, B2 y E, folato, manganeso, potasio, triptófano, hierro, fósforo, magnesio, cobre y calcio.

Cebollas

Llenas de beneficios anti-inflamatorios, las cebollas ayudan en la desintoxicación y estimulan la función inmunológica. Importante para las mujeres con SOP, las cebollas ayudan a mejorar el control del azúcar y la resistencia a la insulina. Son altas en cromo, vitaminas C y B6, manganeso, molibdeno, triptófano, folato, potasio, fósforo y cobre.

Suplementos Y Hierbas Anti-inflamatorias

Es importante para una mujer con SOP que reduzca la inflamación en su cuerpo. Aquí hay algunos suplementos, hierbas naturales y enzimas que ayudarán a combatir la inflamación. Como siempre, consulta a un especialista que esté notablemente familiarizado con estas hierbas y enzimas, y con el tratamiento del SOP y la inflamación.

Ácidos Grasos Omega-3

Existen dos ácidos grasos esenciales: el ácido eicosapentaenoico (EPA) y el ácido docosahexaenoico (DHA) que provienen del pescado y de fuentes vegetarianas. Es importante tenerlos presentes en nuestro sistema para combatir la inflamación. Estos ácidos grasos esenciales se consideran super-estrellas anti-inflamatorias (Morris, 2011).

Los alimentos que tienen estos ácidos grasos omega-3 son el pescado (salmón y sardinas), los aceites de pescado, la linaza y las semillas de chía. La linaza y chía tienen ácido alfa linolénico (AAL) que se convierte en EPA. Es especialmente importante elegir suplementos de alta calidad.

Jengibre

La raíz de la planta de jengibre tiene múltiples beneficios anti-inflamatorios. Disminuye la inflamación, el dolor y el riesgo de enfermedades cardíacas y cardiovasculares. También es antibacteriano y antihongos.

Cúrcuma/Curcumina

La raíz de la planta Indian Curcuma longa contiene un extracto llamado curcumina y tiene múltiples beneficios anti-inflamatorios. La curcumina tiene un color naranja brillante y actúa de la misma manera que el ibuprofeno.

NAC (N-Acetil Cisteína)

La NAC (N-Acetil Cisteína) es un derivado de los aminoácidos. Actúa como antioxidante y detiene la inflamación. También reduce el daño de los radicales libres.

Bromelina

Una enzima derivada de la piña, la bromelaína disminuye la respuesta inflamatoria del sistema inmunológico y actúa como antioxidante para aumentar las especies reactivas de oxígeno (ROS) que limpian el "desorden" causado por la inflamación.

Boswellia

El incienso indio Boswellia tiene ácido boswélico y ácido alfa y beta boswélico que tiene propiedades anti-inflamatorias.

Vitamina D

Una vitamina liposoluble que estimula el sistema inmunológico y reduce el riesgo de fracturas óseas.

Vitamina C

El ácido ascórbico o vitamina C disminuye la inflamación al ser un potente antioxidante. La vitamina C disminuye la proteína C reactiva que se eleva cuando tu cuerpo está inflamado. Las fuentes de vitamina C son el brócoli, la papaya, los pimientos, las naranjas, los melones, los kiwis, la coliflor, las coles de Bruselas y las fresas.

Papaína

Una enzima derivada de la papaya, ayuda a reducir la inflamación al descomponer sustancias dañinas en el cuerpo.

Coenzima Q10

Una sustancia similar a una vitamina, la Coenzima Q10 suministra energía a todas las células del cuerpo. Es un antioxidante y ayuda a estabilizar las membranas celulares.

Marcando la Diferencia

Los alimentos y suplementos anti-inflamatorios pueden realmente marcar la diferencia en la alimentación saludable. Seguir una dieta anti-inflamatoria puede ayudar mucho a curar el SOP. Un buen comienzo para comenzar una dieta anti-inflamatoria es incluir los alimentos que se mencionan en este capítulo. En lugar de concentrarse en lo que necesitas eliminar de tu dieta, agregar estos alimentos y suplementos anti-inflamatorios realmente pueden mejorar tu salud.

Con frecuencia, las dietas son difíciles de seguir porque debes eliminar los alimentos que te gustan de tus comidas diarias. En su lugar, haz pequeños cambios, como añadir arándanos a un pudín bajo en grasa o picar media taza de cebollas y ponerlas en tu cacerola favorita. Es así de fácil ayudarse a ti misma a sanar del daño que la inflamación causa en tu sistema.

RESUMEN DEL CAPÍTULO

- En una dieta antiinflamatoria, el 50% de tu dieta está compuesta de carbohidratos.

- Los niveles altos de azúcar en la sangre causan inflamación.

- Hay alimentos y suplementos que pueden ayudar a reducir la inflamación.

En el siguiente capítulo, aprenderás sobre las interrupciones de la dieta.

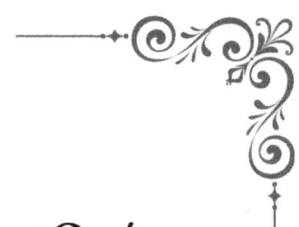

Capítulo Siete: ¿Qué Son las Interrupciones de la Dieta?

E *l siguiente capítulo se inspiró en el libro* <u>*The Guide to Flexi-*</u> <u>*ble Dieting*</u>*, de Lyle MacDonald, tal y como fue discutido por Andy Morgan en rippedbody.com/diet-break/.*

Cuando estás buscando hacer un cambio en tu estilo de vida para tu salud, necesitas hacer algo que pueda ser factible. No puedes elegir hacer algo tan difícil que te desmorones y te sientas como una fracasada. Si llegas a este extremo, no conseguirás hacer nada. Si decides hacer algo que está un poco fuera de tu zona de confort, es probable que tengas éxito e incluso que estés dispuesta a dar un paso más en tu búsqueda de cambio.

En los capítulos anteriores, establecimos que la resistencia a la insulina es uno de los síntomas más graves del SOP. Una de las maneras de reducir la resistencia a la insulina es consumir una dieta más saludable que resulte en la pérdida de peso. Cuanto más tiempo esperes para empezar una dieta saludable, más síntomas de SOP aparecerán. Con este fin, discutiremos varias dietas diferentes, pero encontré algo en mi investigación que me gustaría compartir con ustedes: las pausas de la dieta.

¿Qué Es Una Interrupción Dietética?

Una interrupción dietética es un receso planificado de tu dieta. Puede durar de un día a dos semanas. Durante este receso, simplemente comes más calorías de las que comes cuando estás a dieta. Este receso significa que tomas unas vacaciones de seguir tu dieta y te "libera" durante un día o incluso una semana. Cuando vas de vacaciones, te relajas de tu rutina habitual y te preparas para lo que te espera. Las dietas pueden ser estresantes con todas las diferentes demandas que se te hacen.

Cuando estás a dieta, debes seguir un régimen y una rutina que apoye tu pérdida de peso. Si "haces trampa" y comes más, por ejemplo, has vencido e incluso a veces has acabado con todo el trabajo que hacías antes. ¿En qué se diferencia una dieta de un día de trampas? O, ¿son iguales? Bueno, afrontémoslo, no somos máquinas. Va a haber comidas o incluso días enteros en los que hacemos trampa. Es sólo la naturaleza humana. Si tu dieta te deja con hambre, tal vez en un cierto día simplemente no tienes la capacidad mental para no pensar en tener hambre. Has tenido esa capacidad, digamos tres semanas, pero al comienzo de tu cuarta semana, tu actitud cambia y tú "haces trampa".

Sabiendo que esto está en nuestra naturaleza, podemos adelantarnos al juego si planificamos para ese día o días que vamos a abandonar nuestro régimen y nuestras rutinas.

¿Cómo Se Ve Un Receso Dietético?

Un ejemplo de un receso en la dieta es una pausa programada de 7 a 14 días en la que aumentas deliberadamente la ingesta de calorías y dejas de tener en cuenta todas las restricciones que tu dieta pone en práctica. En una dieta, puedes tener un día libre como en tu cumpleaños o por las fiestas. Un receso dietético es diferente a un día libre porque tendrás un plan para este receso. No vas a atragantarte. Estás tomando un receso semi-disciplinado. Puesto que estás aumentando tus calorías, aumentarás de peso. Sin embargo, según Andy Morgan, no vas a ganar mucha grasa.

Durante este receso, comerás hasta que estés llena y alcanzarás esa segunda o tercera porción que normalmente te niegas a ti misma. ¿Cómo puede esto resultar en no ganar grasa?

Morgan explica que se necesita un excedente de 3,500 calorías para ganar 1 libra de grasa. Su teoría es que no comerás en exceso tanto como crees que vas a hacerlo, ya que has estado a dieta y controlando la cantidad de alimentos que comes. Es como si estuvieras acostumbrada a comer en un platillo y pasaras a un plato de ensalada, tu cerebro lo interpretaría como una gran cantidad de comida. No saltarás a comer la comida de una bandeja. Morgan cree que no comerás más de 1,000 calorías de las que comes habitualmente. Tal vez has estado en tu dieta el tiempo suficiente que ya has estado haciendo elecciones de estilo de vida que cancelará los hábitos poco saludables que tenías antes. Morgan incluso tiene la teoría de que por cada 1 gramo de carbohidratos que ingieres, trae consigo 3-4 gramos de agua. Esto puede ser un aumento de peso de agua y no de grasa.

¿Cómo Ayuda una Interrupción Dietética?

Tomar un receso de la dieta ayuda al cuerpo a recuperarse de cualquier cambio importante que haya estado haciendo durante tu dieta. En esencia, le estás dando tiempo a tu cuerpo para ponerse al día con los cambios que han estado sucediendo desde que has estado comiendo menos, o en el caso de una dieta como la dieta ceto, comer de manera diferente. Psicológicamente, todo el mundo necesita unas vacaciones de un trabajo desafiante.

Puedes hacer una interrupción dietética completa o ser un poco diferente a tus días de dieta normales y mantener un poco de control. Durante un receso completo, estarás comiendo hasta que ya no tengas hambre, como se mencionó anteriormente. Dejarás de contar tus macronutrientes, pero mantendrás tus comidas regulares. Seguirás haciendo tu régimen físico, como no detenerte en esas largas caminatas o carreras que has estado haciendo. Todo lo que harás es comer más.

Si no quieres la libertad de comer hasta que estés llena, una interrupción dietética más controlada es algo que te sentirás más cómoda haciendo. Por ejemplo, cuando estás en la dieta ceto, permaneces con la fórmula ceto de 75% de grasa, 20% de proteína y 5% de carbohidratos. En el receso controlado, podrías simplemente contar las calorías en lugar de tener que atenerse a esa fórmula.

En general, durante la interrupción dietética, aumentarás tus calorías en 500 cada día o a un nivel en el que mantendrá, pero no aumentarás de peso. No trabajarás tan duro para alcanzar tus totales de macronutrientes, sino que harás algo simple como mantener una ingesta de calorías. También reducirás a la mitad el tipo de ejercicio que haces para quemar calorías, y en su lugar harás algo como yoga o simplemente estiramiento. La cantidad de días que vas a tomar libres será de 10 a 14 días. La diferencia aquí es que no te das el gusto de comer una gran cantidad de alimentos poco saludables. Si sigues comiendo sano, sólo comes un poco más de las cosas sanas. Además, te mantiene activa.

El Estudio Que Lo Demuestra Todo

Existe un estudio que apoya la teoría de Lyle McDonald sobre las interrupciones dietéticas. El estudio se titula *Prescribed "Breaks" as a Means to Disrupted Weight Control Efforts* por Rena R. Wing y Robert W. Jeffery (2002).

En este estudio, Wing y Jeffery encontraron que las interrupciones dietéticas no son perjudiciales para los objetivos de pérdida de peso de una persona. Aquí hay una descripción de su estudio y lo que aprendieron:

Cuando una persona está a dieta, ¿puede tomar un receso y no aumentar de peso? Por ejemplo, algunas personas dejan su dieta durante los cumpleaños y días festivos. ¿Es posible que estas personas no aumenten de peso? En este estudio, 142 personas siguieron un programa de dieta de 14 semanas, con 14 lecciones semanales. Un grupo, el grupo "LB", tomó un receso de 6 semanas después de la lección 7 y el grupo "SB" tomó recesos de 2 semanas después de las lecciones 3, 6 y 9. Durante los recesos, se les pidió a los participantes que dejaran sus dietas. Los participantes dejaron su dieta, pero mantuvieron sus actividades de pérdida de peso como el ejercicio. Al final, el estudio probó que no hubo efectos adversos al tomar recesos.

Una de las principales ventajas es que a las personas que hacen dieta les resulta difícil seguir su dieta durante un período de tiempo continuo. Por lo general, a los seis meses, la persona que hace dieta se rinde y experimenta aumento de peso. Pero, ¿qué pasaría si pudieras ajustar tu forma de pensar y tomar recesos que te ayudaran a mantener una dieta a largo plazo? Los investigadores sintieron que las razones por las que las personas que hacen dieta dejan de fumar son porque tienen problemas con "la adaptación psicológica y conductual al proceso de pérdida de peso" (Wing & Jeffery, 2002), independientemente de las razones fisiológicas. En otras palabras, dejar la dieta es un asunto de la mente y no del cuerpo.

Los investigadores esperaban que, durante este estudio, pudieran aprender más sobre por qué una persona renuncia a una dieta. Las personas que hacen dieta parecen tener un impulso para hacerlo y se ven recompensadas con una pérdida de peso constante. Entonces, algo sucede, y su ímpetu es roto, y comienzan a aumentar de peso de nuevo. ¿Es posible que puedas tomar recesos asignados y no aumentar de peso y luego volver a hacer dieta después del receso? Y lo que es más importante, ¿podría suceder sin aumentar de peso?

En este estudio, todos los 142 participantes formaron parte en reuniones de grupo. Estas reuniones consistían en un pesaje, una discusión y una lección centrada en la dieta, ejercicio y estrategias de comportamiento. Todos los participantes estaban en una dieta de 1000-1500 calorías. A cada participante se le dio una lista de 13 alimentos ricos en grasa que no podían comer, y participaron en 150 minutos de actividad por semana. Cada participante anotó información sobre su dieta y programas de ejercicio y se pesaron diariamente. Además, durante las reuniones, los participantes recibieron un cuestionario para completar sobre la frecuencia con la que habían comido durante la semana anterior uno de los 13 alimentos altos en grasa que se les dijo que evitaran, el número de días que se pesaban, el número de días que registraban su dieta y ejercicio, y el número de minutos que pasaban caminando durante la semana anterior.

Se les informó a las personas que estaban a dieta que los recesos se les daban para que pudieran aprender a recuperarse de las interrupciones dietéticas. No asistieron a las reuniones de grupo durante sus recesos, y se les dijo que no revisaran su comportamiento o peso durante las semanas en que estuvieran libres. Se les dijo que podían volver a las rutinas de alimentación y ejercicio que tenían antes de comenzar el estudio. No hubo intervenciones cuando los participantes regresaron, aparte de las lecciones de prevención que recibieron en sus reuniones semanales. Después de que los participantes terminaron el programa, se les animó a mantener los programas de dieta y ejercicio que habían aprendido mientras eran parte del estudio.

Aquí hay un gráfico que ilustra el progreso de los participantes durante el estudio:

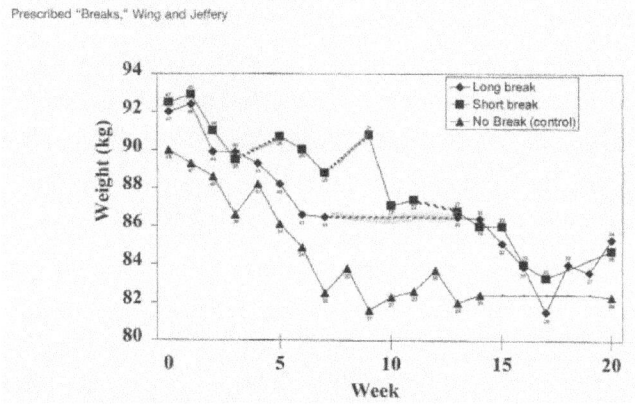

Tabla 1 Fuente: **"Prescribed "Breaks" as a Means to Disruption Weight Control Efforts"** por Rena R. Wing y Robert W. Jeffery, 29 de julio de 2002.

La Tabla 1 ilustra el "peso de los participantes en el grupo sin receso (control), el LB y el SB, en el transcurso de las primeras 20 semanas del estudio. Los períodos en los que los participantes fueron instruidos a tomar un "receso" del programa se indican con líneas discontinuas. El número de participantes disponibles en cada sesión se indica en el gráfico" (Wing & Jeffery, 2002).

Aunque los participantes ganaron cantidades insignificantes de peso o permanecieron igual durante los recesos, no hubo una diferencia significativa entre el grupo controlado y los grupos que tomaron el receso.

Los Resultados del Estudio

El estudio encontró que los participantes pudieron tomar los descansos largos o cortos sin "efectos adversos subsecuentes sobre la adherencia continua a las metas del programa o la pérdida de peso en general" (Wing & Jeffery, 2002), demostrando que tomar recesos no es malo para las personas que hacen dieta. De acuerdo con la información del cuestionario que los participantes llenaron, tomaron recesos para no pesarse y comieron los alimentos restringidos, pero no detuvieron su actividad. Esto les dio a los investigadores la idea de que los participantes disfrutaban tanto de la parte de actividad del estudio que no se detuvieron durante los recesos.

Los investigadores sintieron que la pregunta más importante de su estudio fue: ¿Por qué los recesos no interrumpieron el cumplimiento de la dieta o la "pérdida de peso" de los participantes? Los investigadores anotaron que los recesos no interrumpieron las dietas porque se les dijo que tomaran los recesos, a diferencia de cuando las personas que hacen dieta dejan de hacerlo por su cuenta debido a pensamientos o circunstancias negativas.

Este estudio fue importante porque demostró que las personas que hacen dieta pueden tomar recesos y no aumentar mucho de peso o dejar una dieta para siempre. Los participantes en el programa pudieron volver a la dieta después de los recesos. Además, las personas que estaban a dieta se mantuvieron activas, aunque no estuvieron en el programa. Esta es una buena noticia porque con frecuencia las personas que hacen dieta se toman recesos en los días festivos y en los cumpleaños. Este estudio demuestra que es posible tomar recesos y luego volver a la dieta sin resultados negativos. Además, tomar recesos dietéticos podría ser una buena práctica para las personas que desean perder peso.

Un punto clave del estudio de interrupción dietética es que los participantes continuaron ejercitándose mientras estaban en receso. Esto resalta la importancia de hacer ejercicio mientras estás tratando de bajar de peso. Quizás, si los participantes del estudio no hubieran hecho ejercicio, habrían aumentado de peso.

Sé que es difícil mantenerse a dieta. Empiezas fuerte, pero después de unas semanas, tu motivación se desvanece. Esto me ha ocurrido más de una vez. Primero, me emociono con un plan de dieta, así que salgo corriendo y compro alimentos para dos semanas que están en el plan de comidas. Luego, después de esas dos semanas, repito el plan de comidas y termino un mes de dieta. Sin embargo, a principios del mes siguiente, me aburro de la dieta y recaigo. Si este ciclo suena familiar, las interrupciones dietéticas podrían ser justo lo que necesitas para volver a la normalidad.

Me encanta la idea de tomar un receso entre las semanas de dieta. Sé que podría hacerlo. Ni siquiera me importaría hacer ejercicio. En mi experiencia, es más fácil mantener el ejercicio interesante. Podrías intentar una nueva clase o cambiar las máquinas que utilizas como el intercambio de la cinta de correr por una bicicleta estática.

En general, es bueno saber que tomar recesos de tu dieta podría no ser un gran problema si continúa ejercitándote. ¿Lo intentarías? ¡Personalmente, creo que las interrupciones dietéticas podrían ser el mejor invento desde la Coca-Cola Light!

Resumen del Capítulo

- Una interrupción dietética es un receso planificado de una dieta.

- En una interrupción dietética, comes más de lo que planeabas comer. Esto se llama "improvisando".

- Cuando estés en una interrupción dietética, continúa haciendo ejercicio para reducir tus probabilidades de aumentar de peso.

En el siguiente capítulo, aprenderás sobre la dieta Cetógenica.

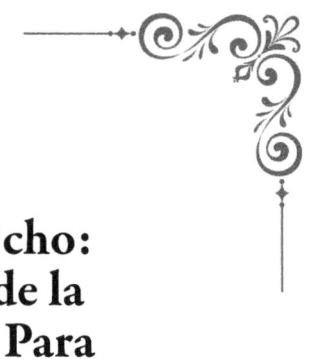

Capítulo Ocho: ¿Qué Hay de la Dieta Ceto Para SOP?

Un rasgo común entre la mayoría de las mujeres que tienen SOP es tener sobrepeso debido a la resistencia a la insulina. En este capítulo, vamos a examinar la dieta ceto y analizar los pros y contras de estar en esta dieta y revertir la resistencia a la insulina. De todas las dietas bajas en carbohidratos, la dieta cetogénica es el mayor desafío. ¿Por qué? Bueno, para que funcione, debes entrar en un estado de cetosis. Y, para llegar a este estado, hay que privar al cuerpo de suficientes carbohidratos para producir glucosa. Cuando tu cuerpo no obtiene su energía de los carbohidratos, se verá forzado a ir a las reservas de grasa y quemar grasa como combustible. A medida que este proceso sucede, tu cuerpo crea ácidos llamados cetonas. Al medir estas cetonas, puedes determinar si tu cuerpo ha alcanzado o no la cetosis.

Un Siglo de la Dieta Cetogénica

La dieta cetogénica fue creada hace casi cien años y ha tenido éxito para los niños que sufren de epilepsia. La dieta ceto fue tan exitosa, que muchos niños y adultos que la siguieron, nunca más tuvieron otra convulsión. En el camino, alguien se dio cuenta de que la cetosis ayudaba a las personas a perder peso, y fue iniciada la locura de la dieta ceto. Recuerdo que en la década de 1970 mi cínico y trabajador padre probó la dieta ceto y perdió peso. No sabía exactamente cuál era dicha dieta cuando era niña, pero sabía que había que orinar en una tira para saber si funcionaba o no.

Cómo Llegar A La Cetosis Y Permanecer Allí

Ese es el problema con la dieta ceto, debes permanecer en cetosis para que funcione. Y, para entrar en cetosis, todos ustedes tienen que eliminar los carbohidratos. De hecho, debes seguir la fórmula de la dieta ceto de 75% de grasa, 20% de proteína y 5% de carbohidratos. ¿Cómo se hace algo así? Bueno, tienes que aprender qué micronutrientes debes tener en tu dieta para que puedas lograr la cetosis, y esto es mucho más difícil de lo que podrías pensar. Primero, cada individuo es diferente cuando se trata exactamente de cuántos gramos de grasa, proteína y carbohidratos se necesitan para lograr la fórmula ceto. No existe una fórmula única para todos los casos. Es mucho prueba y error con la dieta y muchas pruebas (orina, sangre o aliento) para saber si has alcanzado la cetosis.

La fórmula ceto, 75-20-5, no dice cuánto comer. Te das cuenta de eso usando una calculadora ceto o una fórmula sofisticada para determinar primero, cuántas calorías necesitas comer, o no comer, para bajar de peso. Una vez que tengas ese número, podrás calcular los gramos de grasa, proteína y carbohidratos que necesitas. Estos se llaman macronutrientes. No estoy diciendo que no puedes seguir un plan de comidas escrito en un libro de dieta ceto para encontrar el éxito. Es más o menos impredecible. Pero con una calculadora, puedes calcular las cantidades exactas de macronutrientes que vas a necesitar.

Digamos que consigues todos los macronutrientes al cuadrado y ahora estás en camino a perder peso con la dieta ceto. Cuando estás en el proceso de entrar en cetosis, vas a experimentar la gripe ceto. Este es el resultado de hacer un pavo frío con carbohidratos. La gripe ceto puede ser leve y sólo durar un par de días, o puede ser grave y durar semanas o, en casos extremos, meses. Las personas que han pasado por esto realmente saben la importancia de seguir la dieta y mantener ese estado de cetosis porque ¿quién quiere pasar por la gripe ceto dos veces?

Mientras estés en cetosis, debes beber mucha agua porque el proceso de quemar grasa realmente elimina el agua de tu cuerpo, por lo que necesitas reemplazarla. Además, al eliminar la mayoría de los carbohidratos de tu dieta, tendrás que compensarlos tomando suplementos de vitaminas y minerales.

Dieta Ceto Y Diversión

Puede ser divertido estar en la dieta ceto, especialmente una vez que hayas superado la gripe. ¿Por qué? Bueno, puedes comer tu peso en tocino (bueno, casi) y puedes disfrutar de grasa buena y saludable de nuevo sin sentirte culpable. Hay incluso "bombas de grasa" que son altamente concentradas, buenos bocadillos de grasa que te ayudan a golpear ese punto dulce del 75%. He visto recetas para bombas de chocolate con chispas y de grasa para pasteles de zanahoria que realmente se ven increíbles. Cuando probé la dieta Atkins (una forma de la dieta ceto) a principios de la década de 2000, no tuve la oportunidad de probar las bombas de grasa, pero sí disfruté comiendo muchas salchichas y cortezas de cerdo. Ahora sé mucho más sobre la dieta ceto, y mirando hacia atrás, creo que realmente nunca me he permanecido en un estado de cetosis. Fue como impredecible. Sin embargo, aprendí a reducir los carbohidratos y concentrarme en las proteínas. De hecho, esa fue la manera en que aprendí a hacer de la ingesta de proteínas mi principal objetivo. Perdí treinta libras y la dieta de Atkins cambió la manera en que me sentía con respecto a los carbohidratos. Hasta el día de hoy, ya no tomo cereales para desayunar, y me mantengo alejada del azúcar. Dos cosas buenas que me han servido bien.

Aunque he hecho un argumento de por qué la dieta ceto es difícil de seguir (los macronutrientes personalizados), hay un argumento para hacer que con una buena aplicación de calculadora de ceto y la pura voluntad de mantenerse alejada del azúcar y los alimentos procesados, la dieta ceto puede ser un buen sistema para seguir una dieta baja en carbohidratos. Una de las mejores características de la dieta ceto es el hecho de que debido a toda la buena grasa y proteína que estás comiendo, permaneces llena más tiempo. No se tiene esa sensación de morir hambre o carcomiéndote por comer demasiados carbohidratos. Todos conocemos el procedimiento - tu carga de carbohidratos y treinta minutos después, regresas por más carbohidratos. Debido a que te sientes llena, es más probable que te mantengas en la dieta. Y, cuanto más tiempo permanezcas en esta dieta, más peso vas a perder.

Entonces, ¿qué significa esto para las mujeres como tú que sufren de SOP?

Voy a contarles acerca de dos estudios que fueron realizados en los que mujeres con SOP siguieron la dieta ceto y tuvieron éxito.

Dos Estudios de la Dieta Cetogénica

Una Dieta Cetogénica Podría Restaurar la Fertilidad en Mujeres con Síndrome de Ovario Poliquístico: Una Serie de Casos

En este estudio, cuatro mujeres con casos confirmados de SOP siguieron la dieta ceto durante seis meses. Fueron al lugar del estudio una vez al mes para un chequeo y para ser evaluadas en cuanto a pérdida de peso, regularidad menstrual y ovulación.

A continuación, se presentan algunos datos clave sobre el SOP en los que se centraron los investigadores: El SOP es la causa más común de infertilidad en las mujeres. Este tipo de infertilidad ocurre cuando no tienes períodos regulares durante todo el año. Cuando no tienes un período, es probable que no hayas ovulado.

La mayoría de las mujeres con SOP son obesas (80%) y tienen resistencia a la insulina. Hay mujeres que tienen SOP que no son obsesas. Sin embargo, estas mujeres tienen resistencia a la insulina. Tal vez no tan grave como una mujer que es obesa. Específicamente, la mujer que es obesa ha tenido resistencia a la insulina por más tiempo, por eso es obesa (la resistencia a la insulina ha producido más insulina en su sistema, lo que ha ralentizado su ritmo metabólico).

La resistencia a la insulina es el principal "trastorno" en las mujeres con SOP. Tiene sentido que los investigadores quisieran que sus sujetos tuvieran resistencia a la insulina, porque este tipo de trastorno es el precursor de otros síntomas como el exceso de andrógenos.

El aumento de la insulina aumenta los niveles de andrógenos. Como se discutió en el Capítulo Cuatro, cuando se libera demasiada insulina en tu torrente sanguíneo, tus ovarios comienzan a secretar más andrógenos.

Las pacientes con resistencia a la insulina suelen ser resistentes a la inducción de la ovulación; específicamente, estas mujeres no responden a la medicación para la infertilidad que se les administra.

Los Resultados del Estudio

Cuando las mujeres restringieron su ingesta de carbohidratos y entraron en cetosis, los signos y síntomas de resistencia a la insulina mejoraron o desaparecieron por completo. Las mujeres comenzaron a ovular regularmente y, al hacerlo, aumentaron sus posibilidades de fertilidad.

Los Efectos de una Dieta Cetogénica Baja en Carbohidratos en el Síndrome de Ovario Poliquístico: Un Estudio Piloto

Este estudio fue muy parecido al primero. Fueron reclutadas 11 mujeres para limitar su ingesta de carbohidratos a 20 gramos o menos durante 24 semanas. Cada dos semanas, los pacientes se checaban. Al final, sólo cinco mujeres pudieron terminar el estudio. Dos de esas mujeres quedaron embarazadas, a pesar de que tenían problemas de infertilidad antes del estudio.

Lo Que Podemos Aprender De Estos Estudios

Cuando las mujeres en el estudio siguieron una dieta baja en carbohidratos y cetogénica, perdieron una cantidad significativa de peso y tuvieron mejorías en su proporción de testosterona libre de HL/HFE e insulina en ayunas.

¿Significa esto que todas las personas que tienen SOP y resistencia a la insulina deben seguir la dieta ceto? Bueno, tres de las principales ventajas de la dieta ceto es que después de que tienes la habilidad de contar tus macronutrientes, es fácil de seguir, no tienes tanta hambre, y es bueno para tu insulina. En el segundo estudio, de las 11 mujeres que fueron reclutadas, sólo cinco lograron terminar el estudio. Sin embargo, recuerda que, de esas cinco, ¡dos quedaron embarazadas!

Estudios Adicionales

Ambos estudios indican que es necesario examinar más a fondo la dieta ceto y a las mujeres con SOP. La dieta ceto es una dieta controvertida. Un argumento es que prácticamente eliminar los carbohidratos no es bueno para ti. Específicamente, si comes muy pocos carbohidratos, te estáa perdiendo algunas de las vitaminas y minerales que recibimos de los carbohidratos. Por supuesto, todo el mundo puede beneficiarse de mantenerse alejado de los alimentos procesados y la azúcar refinada. Nadie va a discutir este punto. Sin embargo, cuando estás en la dieta ceto, no puedes comer bananas, naranjas o manzanas. Con esto en mente, echemos un vistazo más de cerca a los requisitos de la dieta ceto.

Requisitos de la Dieta Ceto

Cuando entras en "ceto" es importante seguir la fórmula de la dieta ceto que es 75% de grasa, 20% de proteína y 5% de carbohidratos. Los porcentajes de estos macronutrientes son muy importantes porque esto es lo que va a poner a tu cuerpo en cetosis y hacer que queme la grasa almacenada para obtener energía.

Para alcanzar el 75% de grasa, necesitas comer alimentos con grasas saludables. Sí, es cierto que se puede comer mucho tocino, pero también se comen alimentos como el queso y los aguacates que tienen mucha grasa buena. Para alcanzar el 20% de proteína, es inteligente comer alimentos como el salmón y la quinua para obtener el máximo de proteínas saludables. Sin embargo, el truco va a ser que no comas muchos carbohidratos. El mayor malentendido de la dieta ceto es que no tienes ningún tipo de carbohidratos. Esto no es necesariamente cierto. Es muy importante obtener las vitaminas y minerales que se encuentran en los alimentos como los arándanos y los tomates. Los carbohidratos lte dan energía, y aunque comer más proteínas te ayudará a mantenerte llena por más tiempo, aun así, tendrás antojo de carbohidratos para pasar por esa contracción de energía.

Otro punto importante es que cada persona tiene sus propias necesidades únicas de calorías y estas necesidades únicas - específicamente tu número total de calorías como 2,000 - determinará los gramos de grasa, proteína y carbohidratos que componen los porcentajes de tus macronutrientes.

Hay fórmulas para ayudarte a encontrar estos "números", pero lo más fácil es descargar las calculadoras ceto que pueden calcular fácilmente lo que tus "números" van a ser. Tus "números" van a cambiar a medida que pierdas peso, y también cambiarán cuando hagas ejercicio. Se te permite cargar carbohidratos hasta un punto en el que vayas a gastar mucha energía, como cuando haces ejercicio. Usar una calculadora de ceto para calcular tus "números" cuando haces ejercicio será de gran ayuda.

Una vez que entres en cetosis, vas a querer quedarte allí. Esta es la parte más difícil de la dieta ceto, y eso es apegarse al plan de alimentación para que continúes quemando grasa. Sin embargo, una ventaja de la dieta ceto es que lo más probable es que no vas a sentir hambre. Comer alimentos ricos en grasas y proteínas te hace sentir más saciada o llena. No te muere de hambre en tu dieta, hace mucho para mantenerte en ella.

A continuación, se presentan los alimentos que puedes incorporar a tu plan de alimentación para que entres en cetosis.

Ceto – Comidas Amigables

- Mariscos

- Verduras bajas en carbohidratos

- Frutas con bajo contenido de azúcar como tomates, aguacate, moras, frambuesas, arándanos, fresas, coco, limones y limas.

- Lácteos como queso, requesón, yogur griego natural, crema, mantequilla (nota que falta leche)

- Aguacates

- Carne y aves

- Huevos

- Nueces como las de macadamia, linaza, nueces de Brasil, semillas de chía, nueces, nueces, nueces de pacana, semillas de cáñamo, avellanas, semillas de sésamo, semillas de calabaza y almendras (nota que faltan los cacahuetes porque se consideran una legumbre).

- Aceites como aceite de oliva extra virgen, aceite de coco, aceite de aguacate, aceites de nueces, mantequilla de coco, aceite TCM (triglicéridos de cadena media) (nota: aceite vegetal, aceite de canola y de cacahuete no están incluidos).

● Chocolate negro (al menos 70% de cacao)

● Pan hecho con amaranto, almendra y otras harinas que no provienen del trigo

Alimentos Que No Son Amigables Con La Ceto

Cuando haces una dieta ceto, te mantiene alejada de cualquier cosa que tenga un alto contenido de carbohidratos. Este requisito te mantiene alejada de los alimentos procesados y la azúcar refinada. Principalmente, debes evitar comer alimentos que se conviertan rápidamente en glucosa. Entrar en la cetosis requerirá que tu cuerpo tenga un suministro tan bajo de glucosa que tiene que recurrir a tu hígado para liberar sus fuentes de energía, es decir, el glucógeno.

Los carbohidratos complejos tardan más en digerirse, por lo que hay menos glucosa en tu torrente sanguíneo cuando comes estos tipos de carbohidratos. Puedes pensar que los panes hechos con harina de trigo o legumbres como maní, garbanzos o frijoles rojos podrían ser ceto amigables porque tienen fibra y son considerados un carbohidrato complejo. El problema con este tipo de alimentos es que tienen un alto contenido de carbohidratos.

Tendrá que reconsiderar los alimentos como la pasta de garbanzos o la mantequilla de maní debido a su recuento de carbohidratos. Sólo una cucharada de garbanzos tiene 8 gramos de carbohidratos. Esto no suena mal, pero cuando lo conviertes en pasta de garbanzos, estás comiendo garbanzos concentrados con un recuento de carbohidratos de 35 gramos en una taza.

Por supuesto, podrías comer sólo media taza y eso sería 17.5 gramos de carbohidratos. Algunas personas todavía incluyen la pasta de garbanzos en su dieta ceto porque añaden mucho aceite de oliva como grasa saludable. Una vez más, tu recuento personal de macronutrientes será importante aquí. Si eres muy activa y quemas mucha energía con el ejercicio o el esfuerzo en el trabajo, 17.5 gramos podrían encajar en tu plan de comidas. Usa una calculadora para encontrar tus macros antes de tomar esa media taza de pasta de garbanzos.

Otros alimentos que no son compatibles con la ceto son la leche y los cereales como la avena y la crema de trigo. Cuando no puedes tener alimentos que no son amigables con la ceto, tienes que conocer las cosas que puedes tener. Por ejemplo, los panqueques hechos con harina blanca regular no son compatibles con la ceto. Sin embargo, si haces panqueques con harina de almendras o amaranto, podrás comer panqueques. Lo mismo ocurre con cosas como el budín. Soy una gran fan de la tapioca, pero tiene muchos carbohidratos. Aprendí que se pueden usar las semillas de chía, remojarlas en leche y tener un pudín muy parecido a la tapioca.

Es importante encontrar un buen libro de cocina de dieta ceto para que puedas aprender acerca de los alimentos que puede sustituir a los que no son amigables con la ceto. Ten la seguridad de que ceto no se trata de lo que no puedes tener, sino de lo que **puedes** tener.

¿La Dieta Ceto te Privará de Vitaminas y Minerales?

Es un revuelo en cuanto a si estás privada de vitaminas y minerales esenciales si estás en una dieta ceto. Este factor depende mucho de cuáles van a ser tus elecciones de alimentos. Por ejemplo, podrías no comer cacahuetes, pero podrías comer nueces de macadamia o pacana. ¿Los cacahuetes proporcionan algo que las macadamias o las nueces no?

¿Realmente echas de menos algo si no es comida procesada? ¿Ha muerto alguien por no comer en McDonald's? Todavía puedes comer una hamburguesa si no comes el pan. También puedes comer los aderezos para hamburguesas e incluso añadir queso y aguacate. No puedes comer ketchup.

Para determinar si se estás perdiendo algo, la investigación es la clave. Consultar recursos como un nutricionista puede ayudarte a asegurarte de que estás recibiendo todas las vitaminas y minerales necesarios mientras estás en la dieta ceto.

Desventajas de Seguir Una Dieta Ceto

Volvamos a las mujeres que no siguieron la dieta en el estudio del caso que mencioné anteriormente. No sabemos las razones por las que dejaron de fumar, pero es fácil imaginar algunas de las dificultades de seguir una dieta ceto. ¿Qué hacer si tu estilo de vida no encaja en la dieta ceto? ¿Qué pasa si trabajas muchas horas y rara vez tienes tiempo para comprar comida o para prepararla? Comer fuera de casa es posible, pero hay que ser muy inteligente y formar hábitos como pedir hamburguesas sin pan y sándwiches del metro como ensaladas. Pero, ¿y si todo lo que tu jefe va a comprar en esas noches en la oficina es pizza? ¿Cómo te mantienes en ceto entonces? Bueno, supongo que tendrías quitar la corteza y ¿estar contenta de comer un grueso desastre?

Si no puedes mantenerte en cetosis, todo eso de la dieta falla. Si no estás logrando que tu cuerpo queme grasa, no vas a perder mucho peso. Con cualquier dieta, se trata de lo que se siente bien para ti. Además, también es importante encontrar un cambio de estilo de vida que puedas seguir. Si la dieta ceto suena bien para ti, por supuesto, síguela. Pero si no, que sepas que hay otras opciones. Sigue adelante para ver las otras opciones de dieta disponibles para encontrar una que se ajuste a tu estilo de vida.

RESUMEN DEL CAPÍTULO

- La pirámide de macronutrientes de la dieta ceto indica que se puede comer 75% de grasa, 20% de proteína y 5% de carbohidratos.

- La cetosis es el estado metabólico de quemar la grasa almacenada en lugar de la glucosa.

- La dieta ceto es más sobre lo que puedes comer que sobre lo que no puedes.

En el siguiente capítulo, aprenderás acerca de la mentalidad correcta para hacer dieta.

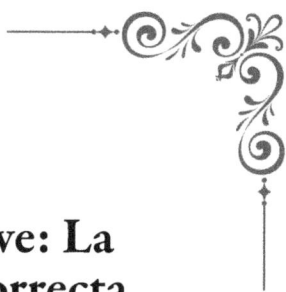

Capítulo Nueve: La Mentalidad Correcta para Hacer Dieta

Es claramente necesario controlar tu nivel de azúcar en la sangre y la cantidad de insulina que tu cuerpo produce para revertir la sensibilidad a la insulina. Una vez que la sensibilidad a la insulina está bajo control, tienes una gran oportunidad de revertir los síntomas del SOP. Sin una sobredosis de insulina en tu cuerpo, tus ovarios no tendrán ninguna razón para producir más testosterona, y a partir de ahí, tienes los medios para cambiar tu vida. Pero, ¿cómo se llega a una mentalidad que provoque un cambio positivo en los hábitos alimenticios? Te ofrezco 35 salvoconductos para entrar en la mentalidad correcta para hacer dieta.

35 Trucos Mentales para la Actitud Positiva del Cambio

1. **investigar a Fondo.** Decide que quieres hacer algo con tu SOP. ¿Quieres revertir los efectos dañinos de tener demasiados andrógenos en tu sistema? ¿Quieres aumentar tus posibilidades de fertilidad? Encuentra esa razón que te da la energía para establecer una meta. Sé cuantitativa con tu objetivo. No digas simplemente quiero perder peso. Sé determinada y decide lo que quieres que suceda y cuánto tiempo te tomará hacerlo.

2. **Recopilar datos**. Analice los pros y contras de varios planes de dieta. Anota el resultado de cualquier dieta que hayas probado en el pasado. ¿Cuál fue su tasa de éxito? ¿Qué harías diferente? Hazte cualquier pregunta que te ayude a decidir qué es lo mejor para ti.

3. **Toma una decisión basada en los datos que has recopilado**. Escoge el plan de dieta/alimentación que sea mejor para ti.

4. **Encuentra un mentor**, un entrenador o un grupo de apoyo que sea una influencia positiva en tu vida. Por ejemplo, me resulta muy difícil hacer ejercicio. Así que elegí a un entrenador al que le encanta hacer ejercicio, para poder aprender de ella lo que se necesita para ser una persona activa. Encuentra apoyo entre tus amigos. Te sorprendería saber cuánta gente está luchando por perder peso. Encuentra a la persona que ha perdido más peso y averigua lo que hizo para tener éxito. Luego, adopta algunos de los mismos hábitos.

5. **Entrena tu cerebro**. A veces hay que estar atento y concentrado para que cada experiencia cuente. Deshazte de cualquier pensamiento negativo que tengas sobre la dieta y el ejercicio. Replantéate el proceso de perder peso. Ve las ganancias como una oportunidad para aprender a hacer una mejor dieta. Cuando pierdas peso, concéntrate en las acciones que te llevaron al éxito.

6. **Encuentra técnicas que funcionen para ti**. ¿Es útil para ti hacer un seguimiento de todos los alimentos que comes? ¿Te gusta probar nuevas recetas cada semana o cada día? ¿Desarrollar una rutina te ayuda a mantener tu dieta? Necesitas explorar las técnicas que te ayuden a mantenerte en tu plan de alimentación saludable y seguir con las que funcionan para ti.

7. **Sé tu propia mejor amiga**. No tengas miedo de animarte a hacerlo bien. Cuanto más positiva seas contigo misma, más éxito tendrás. Crees que puedes tomar las decisiones correctas para tu plan de alimentación saludable.

8. **Mide tu éxito sin la escala**. ¿Qué hay en un número? Hay otras maneras de medir tu éxito. Por ejemplo, lleva un registro de cómo te sientes física y emocionalmente. No tengas miedo de hacer otras evaluaciones además de la escala.

9. **Tómate tu tiempo**. Recuerda que estás en tu propio tiempo. No te apresures ni te compares con otra persona. Ten tu propia línea de tiempo para mejorar.

10. **Identifica tus áreas problemáticas**. ¿Qué es lo más difícil de hacer para ti? ¿Estás haciendo un seguimiento de tus alimentos o siguiendo tu plan de alimentación? ¿O es el ejercicio lo que es más difícil? Cuando aíslas lo que te es más difícil de hacer, puedes hacer una meta o estrategia para que las cosas sean más fáciles para ti.

11. **Imagina tu éxito**. Sé extremadamente específica al imaginar tu éxito. Piensa en las cosas que quieres mejorar. Mírate a ti misma mejorando, y verás el éxito. Piense en cómo te sentirás y en las cosas que necesitas hacer para llegar allí. Da rienda suelta a tu imaginación.

12. **El control es tuyo**. No hay nadie más que tú para tomar decisiones y poner en práctica las cosas. Tienes control total sobre las cosas que eliges hacer. Nadie más puede presionarte a nada.

13. **Trabaja con tus emociones**. ¿Hay algún problema con el que tengas que lidiar al comer? Concéntrate en ese tema y desarrolla una estrategia para tratar esa emoción de una manera diferente. Si comes cuando estás triste, trata de dar un paseo o

de hablar con tu persona de apoyo. Trabaja con tus sentimientos para resolver el problema de la alimentación emocional.

14. **Organiza tu vida.** Las cosas simplemente mejoran cuando organizas o si estás planificando su horario, tus cosas físicas, o incluso la manera en la que lidias con tu nuevo plan de salud/dieta. Deshazte del desorden emocional y descubrirás que las cosas serán más fáciles para ti.

15. **Limpia tu cocina.** ¿Todavía tienes comida en tu refrigerador y despensa que puede sabotear tu nuevo plan de alimentación saludable? ¿Tienes comida en alguna de tus otras habitaciones? Regalas o tiras los artículos que van a comprometer tu nuevo plan.

16. **Prepara tu comida con anticipación.** Serás capaz de lidiar con tu plan de menú mucho mejor si preparas las cosas con anticipación. Pica las verduras y frutas y cocina previamente para ahorrar tiempo más tarde. Es más fácil tener una buena actitud cuando se tienen las pequeñas cosas bajo control.

17. **Vístete para el papel.** ¿Recuerdas cuando jugabas a disfrazarte de niño y fingías ser una princesa o un superhéroe? "Finge hasta que lo consigas" puede ser muy útil cuando estás cambiando tu estilo de vida. Cuanto más pienses "nuevos" pensamientos y planifiques nuevas estrategias, más cerca estarás de tu meta. Todo se trata de convertirse.

18. **Escribe una lista.** No se pueden cambiar las cosas si no sabes lo que hay que cambiar. Escribe una lista y trabaja para llevar a cabo todo lo que está en ella. Da un paso a la vez y divide lo que quieres hacer en simples trozos de acción.

19. **Encuentra un tiempo para estar en calma.** Con todo el ruido de la vida diaria, es imposible "escuchar" realmente lo que está sucediendo en tu interior. Tómate un momento para

estar en calma y despeja tu mente. Verás que esto te hace más fuerte y más concentrada.

20. **Deshazte de los viejos hábitos.** Escribe una lista de los hábitos poco saludables de los que deseas deshacerte y ten en cuenta las áreas de tu vida en las que estos hábitos poco saludables te causan problemas. Uno por uno, reemplaza estos hábitos poco saludables con mejores para ayudarte a alcanzar tus metas.

21. **Afirmaciones diarias.** Escoge una buena afirmación y repítetela diariamente. Por ejemplo, podrías decirte a ti misma: "Tendré éxito en todo sentido". Puedes hacer tu propia afirmación o buscar en línea algo que realmente resuene para ti.

22. **Enfócate en el panorama general.** Cuando tengas un día difícil o encuentres algunas de tus rutinas desafiantes, piensa en los resultados positivos que tus nuevas rutinas te traerán. No olvides que tu nuevo plan de salud/dieta te va a sacar de la depresión y te va a llevar a una vida mejor. Haz lo que sea necesario para mantenerte concentrada en el panorama general.

23. **Escoge una pequeña tarea en la que concentrarte.** A veces, probar un montón de cosas nuevas a la vez puede ser desalentador. En lugar de hacer un montón de cosas nuevas, escoge una pequeña y ocúpate de ella. Podría ser dar un paseo o beber más agua. Escoge uno y concéntrate en hacerlo bien.

24. **Escribe tus pensamientos e ideas en un diario.** Un diario puede ayudar a despejar tu mente del desorden y puede ser una buena salida para tus emociones. Anota las cosas que quieres mejorar y tus sentimientos sobre los cambios que están ocurriendo en tu vida. Prueba ideas innovadoras en tu diario y canaliza tu miedo en el papel para que puedas llevarlas a la luz de tu conciencia.

25. **Celebra tus cambios y desafíos.** Cada día que superas un reto o haces un cambio positivo, debes celebrarlo. Date palmaditas en la espalda o recompénsate haciendo algo saludable y divertido. Cambiar tu estilo de vida para estar saludable y perder peso es un gran logro. Tómate el tiempo para celebrar tu trabajo desafiante.

26. **Programa la diversión en tu día.** Escoge algo divertido para hacer todos los días. Ya sea que se trate de encontrar un nuevo chiste para contarle a tu familia y compartir una risa, o de tomarse el tiempo para saltar como si fueras una niña otra vez. Mientras más diversión incorpores a tu vida, más feliz serás.

27. **Haz las preguntas difíciles.** Cuando pelees contigo misma para hacer algo, haz las preguntas difíciles de ti misma para llegar al meollo de lo que te hace luchar contra el intento de nuevos y saludables comportamientos.

28. **Duerme bien esta noche.** Cíñete a un plan de higiene a la hora de acostarte para que puedas quedarte dormida a horas que te permitan dormir ocho buenas horas. No te saltes tu rutina nocturna para ver una película o hacer algo que te lleve a la cama tarde.

29. **Toma el camino largo.** No tengas miedo de tomar la ruta larga para llegar a tu destino. Estaciona tu auto lo suficientemente lejos para que puedas dar más pasos. No tengas miedo de empezar a moverte más y a caminar más cuando hagas cosas. El movimiento práctico es tan bueno como el movimiento intencional. En otras palabras, la caminata a través del estacionamiento es tan útil como la milla que caminas en una caminadora.

30. **Haz la mejor elección**. Cuando elijas tu comida u organices tu tiempo, haz la mejor elección en lugar de la más fácil. Es tan fácil de llegar por una manzana como por una galleta. Es tan fácil hacer cinco minutos de estiramiento para relajarse como sentarse diez minutos sin hacer nada.

31. **Identifica tus desencadenantes**. ¿Cuáles son las cosas que te impulsan a tomar algunas decisiones no tan buenas? Si aíslas tus desencadenantes, puedes empezar a desarmarlos y dejarlos sin éxito de distraerte.

32. **Bebe tu agua**. Haz de esto tu próximo buen hábito para aprender. Cuando estás perdiendo peso, el agua es muy importante para ti. Empieza despacio con el consumo de agua y luego trabaja hasta conseguir una cantidad saludable de agua potable diaria.

33. **Lleva un diario de comidas**. Si tienes un teléfono inteligente o una cámara, toma una foto de lo que estás comiendo. Haz esto durante una semana y tendrás evidencia concreta de que has tomado buenas decisiones por ti misma. También, podrás consultar las fotos cuando quieras planear comidas para el futuro.

34. **Alimentación consciente**. Comer en un ambiente tranquilo y pacífico es mucho más beneficioso para tu estado de ánimo que comer frente a la computadora o televisión. Sé consciente de lo que comes.

35. **Sé agradecida**. Dar gratitud es la cosa más positiva que puedes hacer por ti misma en tu día. Cuando somos agradecidos, enfatizamos la importancia de lo que estamos haciendo y estamos agradecidos por nuestros éxitos.

Esta es una lista extensa de cosas para hacer. No intentes hacerlas todas en un día. Lo más importante es cambiar tu forma de pensar y hacerlo positivamente. Revisa esta lista y elige las cosas que te gustaría hacer diariamente. Prueba cada cosa nueva con paciencia y comprensión. No te fuerces a hacer cosas que son demasiado difíciles. Poco a poco llega a un entendimiento contigo misma de que el cambio puede ser difícil, pero es posible.

Al cambiar tu manera de pensar, puedes dar grandes pasos en tu vida personal para estar más saludable y perder el peso que necesitas perder. Cambiar tu dieta puede resultar en cambios enormes en tu salud. No tengas miedo de adoptar estos nuevos hábitos saludables. Al principio pueden dar miedo, pero cuando se les da la oportunidad, cada día son más y más fáciles de hacer.

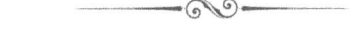

RESUMEN DEL CAPÍTULO

- Tener la mentalidad correcta para hacer dieta es muy importante para el éxito de tu dieta.

- Centrarse en los aspectos positivos de tu plan de alimentación saludable es esencial para restaurar tu salud.

- Cambiar tu dieta para ser saludable puede tener un gran impacto en tu SOP.

En el siguiente capítulo, aprenderás acerca de la dieta del SOP.

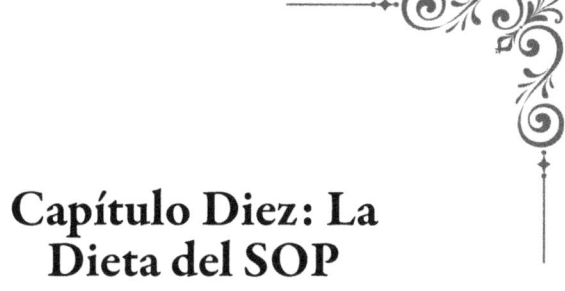

Capítulo Diez: La Dieta del SOP

Hasta este punto en el libro, hemos discutido la importancia de las dietas saludables, incluyendo la dieta anti-inflamatoria y la dieta ceto. También hemos aprendido sobre el índice glucémico. Todas estas dietas pueden ayudar con los síntomas del SOP. La teoría es que cualquier cosa que pueda ayudar con la resistencia a la insulina y la inflamación va a ayudar o incluso revertir el SOP. Las siguientes son recomendaciones para la Dieta para el SOP, una forma de comer diseñada específicamente para mujeres con SOP.

Beber Más Agua

Hay varias recomendaciones diferentes para la cantidad de agua que debes beber. Algunos dicen que ocho vasos de 8 vasos de agua es vital. Otros dicen que hay que beber 1 ½ onzas de agua por libra.

El agua ayuda a tu cuerpo a funcionar. Específicamente, el agua ayuda a que tus sistemas hormonales funcionen al máximo rendimiento y a que tus glándulas secreten el número correcto de hormonas. Además, el agua hace muchas cosas, pero la más importante es que ayuda al hígado a deshacerse de las toxinas.

Limita tu consumo de té, café y alcohol. Estas bebidas elevan tus niveles de azúcar en la sangre, y esto a su vez eleva tus niveles de insulina.

Aumenta La Cantidad De Frutas Y Verduras Que Comes A Diario

Las frutas y verduras son fuentes de antioxidantes, vitaminas, minerales y fitoquímicos. Los vegetales altos en fitoquímicos tienen compuestos que ayudan a reducir los niveles excesivos de andrógenos que se encuentran en las mujeres que tienen SOP.

Lo mejor que puedes hacer es crear un "arco iris" de frutas y verduras en tu plato para que obtengas las vastas y variadas vitaminas, minerales y fitoquímicos que están presentes en las frutas y verduras.

Otra razón para comer frutas y verduras es que contienen fibra, la cual ayuda a reducir tus niveles elevados de azúcar en la sangre. A su vez, esto reduce tus niveles de insulina para que sus ovarios no se inclinen a producir más andrógenos.

Come Carbohidratos Complejos

Una vez más, las mujeres que tienen SOP pueden sufrir de resistencia a la insulina, así que darle a su cuerpo un carbohidrato que sea bajo en índice glicémico es algo bueno porque te ayudará con tu nivel de azúcar en la sangre.

El 50% de tu dieta puede provenir de los carbohidratos para que puedas proveer a tu cuerpo con alimentos que se conviertan en energía. Elegir carbohidratos complejos es lo mejor para una mujer con SOP y resistencia a la insulina.

El Capítulo Cinco habla más sobre el índice glucémico y las cargas glucémicas.

Recuerda que el azúcar es un carbohidrato que se absorbe rápidamente y que puede hacer estragos en tu azúcar sanguínea. No es suficiente con mantenerse alejado de artículos como magdalenas y galletas, también debes prestar atención a los azúcares ocultos como los que se encuentran en las salsas comerciales para pasta, los cereales para el desayuno y las bebidas frutales.

Además, no basta con mantenerse alejado del azúcar, sino que también hay que tener cuidado con la miel, la melaza, la dextrosa, la glucosa, la fructosa, la maltosa, el jarabe de maíz y los azúcares industriales que se añaden a los alimentos procesados.

La Fibra Es Tu Amiga

Para una mujer con SOP y resistencia a la insulina, la fibra ayuda a evitar que su nivel de azúcar en la sangre sea demasiado alto. Por ejemplo, la compota de manzana azucarada será digerida inmediatamente y, en consecuencia, su nivel de azúcar en la sangre se disparará. Sin embargo, si comes una manzana, la fibra en ella retrasará la digestión y tu nivel de azúcar en la sangre se mantendrá bajo.

Otra razón para comer alimentos ricos en fibra es que ayuda a tu cuerpo a deshacerse de toxinas y hormonas acumuladas a medida que pasa a través de tu sistema.

Una buena cantidad de fibra es de 30-50 gramos. Además, asegúrate de beber agua para ayudar a que la fibra pase a través de tu sistema.

¿Cuánta Proteína Debe Consumir En Un Día?

Existe una fórmula para decidir cuánta proteína necesitas:

La sugerencia es de 0,8 gramos de proteína por kilogramo de peso corporal o 0,36 por libra (Groves, 2018).

Si eres sedentaria, podría necesitar 46 gramos por día. Si estás activa, es posible que necesites más. Al final, puedes decidir cuánta proteína necesitas.

Coma la mejor proteína que puedas encontrar. Puede que no quieras comer carne, pero ¿qué tal un buen huevo hervido o incluso un buen trozo de queso? No hay vergüenza en comer alimentos como la mantequilla de maní, pero asegúrate de que la marca que elija no tenga algo de ese azúcar oculto del que hemos estado hablando.

La proteína es importante porque mantiene tu nivel de azúcar en la sangre equilibrado y ayuda a abastecer tu cuerpo con aminoácidos. Los aminoácidos son importantes porque construyen y reparan las células y crean hormonas.

Nuestros cuerpos pueden almacenar aminoácidos, así que tienes que proveer a tu cuerpo con las proteínas que necesita para crearlos.

Para una mujer con SOP, la proteína es especialmente importante porque estimula la producción de glucagón. El glucagón es importante porque ayuda a tu cuerpo a utilizar la grasa almacenada como fuente de combustible. Cuando tu cuerpo puede utilizar un glucagón como fuente de energía, no necesita usar tanta glucosa. Esto significa que tu cuerpo no necesita poner tanta insulina en tu sistema. Y adivinaste, este proceso ayuda con la sensibilidad a la insulina.

Las proteínas también fortalecen los músculos y esto puede ayudarte a quemar más calorías. En consecuencia, revertirá el efecto que el SOP tiene al dificultar la pérdida de peso.

Mientras llenas la mitad de tu plato con el arco iris de frutas y verduras, trate de obtener dos porciones de carbohidratos por cada porción de proteína.

No Te Olvides De Los Ácidos Grasos (AGEs)

El SOP está asociado con el metabolismo de los ácidos grasos. Necesitas grasas esenciales para "regular la función hormonal y fortalecer las paredes celulares" (Morris, 2011). Cuando tienes suficiente grasa en tu dieta, esto aumenta tus probabilidades de tener un ciclo menstrual regular.

El 20-25% de las calorías provenientes de las grasas deben ir hacia el total de calorías en una dieta de 2,000 calorías al día. Esto equivale a unos 44-77 gramos.

Las grasas de alta calidad ayudan a ralentizar la entrada de carbohidratos y esto ayuda a tu sensibilidad a la insulina al ayudar a estabilizar su nivel de azúcar en la sangre.

Cuando tienes un nivel estable de azúcar en la sangre, tu salud mental mejora y tienes una mejor capacidad para concentrarte. Los síntomas del SOP tampoco son tan perjudiciales.

Los AGE son ácidos grasos esenciales que se encuentran en los alimentos ricos en omega-3 u omega-6. Necesita estos AGE para ayudar a producir hormonas como las ováricas y las hormonas del estrés. Si nos obtienes suficientes AGE, esto puede afectar tu capacidad para ovular.

Coma Más Fitonutrientes

Los fitonutrientes o fitoquímicos se encuentran naturalmente en las plantas. Estos son los productos químicos que dan color y sabor a las plantas.

Los fitonutrientes son importantes para combatir los síntomas del SOP. Son tan importantes como las vitaminas y los minerales para mantenerte saludable. Hacen cosas como prevenir enfermedades cardíacas, pérdida de memoria y reducen el riesgo de diabetes.

Los fitonutrientes también son conocidos por mantener tu salud reproductiva en forma decente.

No es necesario ir a una gran cacería para encontrar alimentos con fitonutrientes porque todas las frutas y verduras tienen fitonutrientes. No es suficiente comer sólo frutas y verduras, comer una variedad también es importante. Una buena regla empírica es crear un arco iris de frutas. ¿Por qué comer sólo manzanas y naranjas cuando también puedes comer melocotones, melones y todo tipo de bayas? Las verduras como los pimientos de diferentes colores, las zanahorias y el repollo pueden aportar más fitonutrientes a tu cuerpo.

Existen distintos grupos de fitoquímicos, como los flavonoides, que ayudan a prevenir las enfermedades cardíacas y los derrames cerebrales. Los fitoestrógenos ayudan a reducir el riesgo de cáncer de mama y los carotenoides protegen contra las enfermedades del corazón, el cáncer y la enfermedad de Alzheimer (Briden, 2018).

Mantén tu Colesterol Bajo

El colesterol no es tan malo como se ha hecho creer a lo largo de los años. Ayuda con la creación de hormonas sexuales como el estrógeno y la progesterona y otros procesos corporales, pero es cierto que se puede tener demasiado, y eso no es bueno.

También es preocupante que la píldora anticonceptiva que te hayan recetado para el SOP puede reducir tu LAD y aumentar tus niveles de LBL.

Entonces, ¿qué significa esto?

Hay colesterol bueno LAD (lipoproteína de alta densidad) y colesterol malo LBL (lipoproteína de baja densidad). LAD transporta cantidades excesivas de LBL fuera de tu sistema.

Vuelve a la situación con tus píldoras anticonceptivas. El hecho de que reduzca el LAD significa que probablemente no habrá suficiente para transportar todo el LBL en tu sistema, así que es por eso que los niveles de LBL aumentan cuando estás tomando la píldora.

Otro hecho sobre el colesterol es que las mujeres con SOP tienen un riesgo 7 veces mayor de tener un infarto que las mujeres que no lo padecen (Briden, 2018).

Entonces, ¿cómo puedes ayudar a tu cuerpo a deshacerse de LBL?

Bueno, puedes hacer ejercicio, pero también puedes aumentar tu consumo de ajo y pescado graso como el arenque, la caballa, las sardinas, el atún y el salmón porque estos alimentos contienen omega-3 y esto ayuda al cuerpo a deshacerse de la LBL. Las frutas y verduras ayudan a reducir el colesterol. El aceite de oliva, los frijoles rojos, los garbanzos y los alimentos a base de soya también reducen los niveles de LBL (Briden, 2018).

La fibra también ayuda a tu cuerpo en la excreción de la LBL. Cantidades sustanciales de grasa se evitan de ser absorbidas si tienes fibra en tu sistema.

El vino tinto también puede ayudar a disminuir tus niveles de LBL porque tiene un antioxidante que se sabe que disminuye el colesterol.

Reduce Tu Consumo de Sal

En lugar de añadir sal a tu dieta, prueba algunas alternativas sabrosas a través de tu especiero.

Las mujeres con SOP son 4 veces más susceptibles a la presión arterial alta. Consumir mucha sal puede retener líquidos, y esto eleva tu presión arterial.

¿Alguna vez te has preguntado qué es exactamente la presión arterial y por qué siempre se distingue por dos números?

En primer lugar, la fuerza de la sangre contra las paredes internas de los vasos sanguíneos es lo que miden los profesionales de la salud. Esto se llama presión arterial. El valor sistólico y diastólico es lo que te da esos dos números.

El valor sistólico representa "la fuerza con la que el corazón bombea la sangre a través de tu cuerpo". El valor diastólico es la "presión de los vasos sanguíneos cuando están relajados" (McCulloch, 2016).

El número superior es el número sistólico y el número inferior es el número diastólico.

Una lectura normal de la presión arterial para una mujer es de 120/80. Es el número inferior el que es importante vigilar porque cualquier cosa que supere los 90 se considera alta y, por lo tanto, hipertensa.

Si tu presión arterial es alta, estás en riesgo de padecer enfermedades cardíacas, derrame cerebral y problemas renales. Puedes tomar medicamentos recetados para reducir tu presión arterial, pero tu estilo de vida y lo que comes también pueden reducir el valor diastólico de tu presión arterial.

Si tienes una dieta saludable, reducirás tu riesgo de presión arterial alta. Pero lo que realmente hay que tener en cuenta es el consumo de sal. Un límite saludable para la sal es de 5 gramos por día. Puedes reducir la sal que agitas en tus comidas, e incluso mejor, puedes limitar la cantidad de sal que usas cuando cocinas.

El verdadero problema viene con los alimentos que son altos en sal como en las carnes curadas, ahumadas o enlatadas. Cualquier alimento que sea procesado o salado debe ser visto con precaución. Los alimentos con alto contenido de sal pueden hacer que excedas tu límite personal de sal.

Use otras maneras de ponerle sabor a tu comida en vez de sal. Hierbas como la albahaca, el eneldo y el hinojo pueden mejorar una comida. El ajo es otro potenciador del sabor para usar cuando estás cocinando. Incluso el vino puede añadir sabor a tu comida.

Cambiar Tu Estilo De Vida

No hay vergüenza en necesitar un plan de alimentación específico que te ayudará a reducir tu producción de insulina. Seguir las directrices de este capítulo te llevará a un estilo de vida saludable. Lo importante es recordar que cambiar tu estilo de vida es un paso necesario para revertir tu SOP.

Cuando adoptes una nueva dieta, ten en cuenta tus síntomas. Haz cambios que alivien tus síntomas al mismo tiempo que abordas las causas fundamentales de este síndrome: la resistencia a la insulina y la inflamación. Una dieta consistente en carbohidratos complejos, verduras, frutas, grasas saludables y proteínas ha demostrado ser efectiva para muchas mujeres con SOP. También puede serlo para ti.

Si ya sigues una dieta saludable, eso es maravilloso. Continúa con ello y hazle saber a tu médico o enfermera practicante que estás siguiendo pautas saludables para tu nutrición.

Como siempre, busca atención médica para la evaluación de tu dieta y para saber si tienes resistencia a la insulina o sensibilidad. Tu médico o enfermera te puede recomendar la prueba apropiada que mostrará exactamente qué tan resistente eres a la insulina.

Sobre todo, no pierdas la fe en que puedes tomar el control de tu vida y hacer una diferencia en tu salud.

RESUMEN DEL CAPÍTULO

• No existe una dieta específica para el SOP.

• Seguir ciertas pautas nutricionales puede influir en tu plan de comidas.

• Una dieta para el SOP es una dieta que trata directamente las necesidades nutricionales de revertir los síntomas del SOP.

Si estás disfrutando de este libro, por favor ¡considera dejar una reseña!

En el siguiente capítulo, aprenderás sobre el SOP y la dieta vegana.

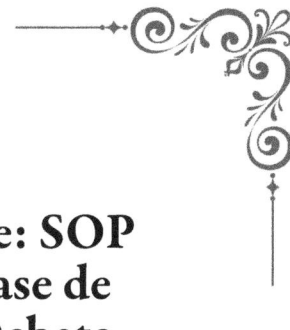

Capítulo Once: SOP y Vegano a Base de Plantas - el Debate

De todos los planes de dieta que circulan en la literatura popular, la dieta vegana es promocionada como el plan de alimentación más saludable disponible para las mujeres con SOP. Hay beneficios al comer una dieta basada en plantas, pero cuando tales dietas son examinadas, hay déficits que no pueden ser ignorados.

Típicamente, una dieta basada en plantas se enfoca en no comer ningún alimento procesado o producto animal. Es una dieta rica en verduras frescas, frutas, legumbres, frijoles, nueces, semillas y granos enteros. En la superficie, parece que una dieta vegana estaría basada en plantas, pero hay diferencias.

Por ejemplo, los estantes de las tiendas de comestibles están llenos de bocadillos vegetarianos empaquetados y "carnes" veganas que se hacen con frijoles, legumbres y trigo entero. Hay fideos y pastas que no tienen ningún ingrediente que pueda hacer un grillete vegano. Sin embargo, estos alimentos no son necesariamente saludables. De hecho, podemos argumentar que estos alimentos veganos de conveniencia están a un paso de ser alimentos procesados.

No todos los veganos compran los alimentos veganos especiales que se venden en las tiendas de comestibles. Hay muchos que se mantienen cerca de una dieta basada en plantas y de todos los alimentos saludables que la acompañan. No sólo comen alimentos enteros, sino que también incluyen suplementos alternativos que añaden las vitaminas y minerales que se pierden al no comer ningún producto animal.

Por el bien del argumento, voy a comparar una dieta vegana basada en plantas con una dieta básica para el SOP. Específicamente, no voy a escribir sobre la dieta vegana que incluye comidas rápidas. Además, estaré haciendo referencia a un artículo de la nutricionista Robyn Srigley titulado "3 Benefits of Plant-Based Eating for SOP" como mi fuente para esta discusión sobre el veganismo a base de plantas.

Los Objetivos De Cualquier Dieta Para El SOP

El objetivo de cualquier mujer con SOP es tratar la resistencia a la insulina y otros problemas como el exceso de andrógenos. ¿Puede una dieta vegana basada en plantas ajustarse al perfil de una dieta que ayude a contrarrestar los síntomas del SOP? Además, ¿es una dieta vegana basada en plantas superior a cualquier otra dieta que se haya discutido en este libro?

Una Dieta Rica En Minerales Y Vitaminas

Una dieta de alimentos basados en plantas trae consigo muchas vitaminas y minerales diferentes. Por ejemplo, si comes verduras de hoja verde oscura, como la col rizada y las espinacas, estarás consumiendo vitaminas B, folato, vitamina C, magnesio, calcio y manganeso.

Un consejo de salud que a menudo dan los nutricionistas es colocar un arco iris en tu plato al comer frutas y verduras porque esto garantiza que estarás comiendo una variedad de alimentos densos en nutrientes.

El consumo de verduras y frutas densas en nutrientes proporciona un reabastecimiento de las deficiencias nutricionales encontradas en el SOP. Estos nutrientes ayudan a reducir la inflamación y ayudan con la resistencia a la insulina.

Una Desintoxicación del SOP

Cuando estás comiendo una dieta vegana basada en plantas, estás limpiando y desintoxicando tu cuerpo de una manera que ninguna otra dieta puede afirmar. Los fitonutrientes anti-inflamatorios en los alimentos a base de plantas, fibra, vitaminas y minerales, ayudan mucho a desintoxicar tu cuerpo.

La fibra, especialmente, dirigirá la carga en expulsar las toxinas de tu hígado fuera de tu cuerpo. Esto es importante porque con el SOP, tienes un gran exceso de acumulación de hormonas. Cualquier cosa que pueda ayudar a que estas hormonas salgan de tu cuerpo es algo increíblemente bueno.

Cuando tu cuerpo está inundado de nutrientes, tus órganos de desintoxicación (hígado, pulmones, riñones, colon) pueden trabajar más eficazmente para eliminar las toxinas de tu sistema.

Fibra en la Dieta a Base de Plantas

Hay tres maneras en las que la fibra en una dieta vegana basada en plantas aborda la lucha para revertir los efectos del SOP. La fibra se une al exceso de estrógeno, es buena para los probióticos y ayuda a regular la insulina y el azúcar en la sangre.

Cuando tienes SOP, tienes un exceso de estrógeno en tu sistema. Es ideal tener algo que pueda ayudar a eliminar ese exceso de estrógeno antes de que haga algo perjudicial. La fibra es la clave para eliminar el exceso de estrógeno porque se une al estrógeno y lo expulsa del cuerpo a través de nuestro sistema digestivo. Cuando el estrógeno está equilibrado, tienes una mayor probabilidad de tener un ciclo menstrual normal y algunos de tus otros síntomas de SOP, como el vello facial y corporal abundante, comienzan a mejorar.

Otro beneficio del alto contenido de fibra de una dieta vegana basada en plantas es que alimenta a los probióticos que están en nuestro sistema. Un probiótico que equilibra el estrógeno es el estroboloma y la fibra lo alimenta para que pueda hacer su trabajo.

Por último, el trabajo principal de la fibra es ayudar a regular la insulina y el azúcar en la sangre. Cuando equilibras una comida con fibra, proteína y grasa, pones alimentos en tu sistema que no van a aumentar tu nivel de azúcar en la sangre. La fibra en cualquier carbohidrato lo convierte en un carbohidrato complejo y por lo tanto es lento para ser absorbido por nuestros sistemas.

En consecuencia, una dieta rica en fibra puede ayudar con la resistencia a la insulina y la pérdida de peso. Dos de los procesos más importantes que ayudan a revertir los síntomas del SOP.

Las Desventajas De Una Dieta Vegana A Base De Plantas

Los tres beneficios de una dieta vegana basada en plantas son muy valiosos para el SOP, pero las mismas cosas pueden lograrse de una manera menos radical siguiendo otras dietas, como la dieta ceto o la dieta anti-inflamatoria. De hecho, seguir las pautas para una buena dieta para el SOP también asegura que obtengas tus frutas y verduras llenas de fibra y nutrientes.

Por lo tanto, no se necesita el sacrificio de no tener productos animales en tu dieta para lograr resultados positivos.

Un gran inconveniente de no tener productos animales en tu dieta es que pierdes algunos de los nutrientes como el B12 y los aminoácidos que sólo se pueden encontrar en estos tipos de alimentos. Sí, puedes tomar suplementos, pero no serán capaces de añadir las altas cantidades de vitaminas y aminoácidos que nuestro cuerpo necesita.

Una dieta vegana es alta en carbohidratos por naturaleza. Cuando eliminas los productos animales de tu dieta, existe un vacío que está lleno de carbohidratos. Para que un vegano incorpore su porción de proteína en su dieta, a menudo depende de alimentos vegetales ricos en proteínas que también tienen un alto contenido de carbohidratos.

Seguir las estrictas pautas de una dieta vegana basada en plantas puede ser estresante y a veces inconveniente. Cuando te vuelves vegetariano, hay muchas restricciones en tu dieta. El no poder tener queso, leche, huevos u otros alimentos que estén fácilmente disponibles, a menudo lleva a una persona a comprar alimentos veganos de conveniencia que no tienen ninguno de los beneficios que llevan a una persona a seguir una dieta vegana basada en plantas en primer lugar.

Algunos Aspectos Positivos Sobre Las Dietas Veganas A Base De Plantas

Existe la preocupación de que el consumo de productos animales como la carne de vacuno, cerdo, aves, mantequilla y queso aumente el consumo de las moléculas altamente reactivas llamadas AGEs (productos finales de glicación avanzada). Cuando estos alimentos se cocinan a alta temperatura, se liberan aún más AGEs.

Los AGEs no son buenos para las mujeres con SOP porque estas moléculas altamente reactivas pueden provoca inflamación, daño celular y resistencia a la insulina. Esto no es bueno cuando estás tratando de elegir alimentos y seguir un plan de comidas que va a ayudar a aliviar los síntomas de tu SOP.

Las dietas, como la ceto, que fomentan el consumo de altos niveles de grasas y proteínas, pueden aumentar la cantidad de AGEs que recibes en tu dieta.

Los alimentos que son bajos en AGEs son los granos enteros, las legumbres, las verduras y las frutas. Por lo tanto, puedes argumentar que cuando sigas una dieta vegana basada en plantas, no estarás agregando AGEs a tu dieta.

La Soya Y El SOP

En un ensayo aleatorio realizado en 2018, 60 mujeres con SOP fueron divididas en dos grupos donde uno tenía más proteína de soya que el otro. El grupo que tenía proteínas de soya perdió más peso y redujo la resistencia a la insulina (Karamali, 2018).

Los veganos que siguen una dieta basada en plantas son más propensos a obtener su proteína de productos que contienen soya. Los productos de soya como el tofu, el tempeh y la leche de soya son consideras proteínas completas, por lo que son buenas opciones para un vegano. La soya también ayuda a los veganos a obtener más aminoácidos esenciales que no están en su dieta.

Se podría concluir que, dado que la soya tiene un efecto positivo en las mujeres con SOP, la dieta vegana basada en plantas es más favorable.

Estudio publicado *Diabetes and Metabolic Syndrome: Clinical Research & Reviews* en 2017: Investigaciones y revisiones clínicas reportaron que una dieta baja en ácidos grasos saturados y alta en fibra es buena para las mujeres con SOP. Una vez más, se recomienda una dieta vegana basada en plantas que sea en su mayoría granos enteros, legumbres, verduras y frutas. Sin embargo, la clave de este estudio es que los carbohidratos en esta dieta tenían que ser bajos en índice glucémico, algo que los carbohidratos en las dietas veganas basadas en plantas a menudo no lo son (McMaken, 2017).

Beneficios Para La Salud De Las Dietas Basadas En Plantas Para El SOP

Cuando una persona argumenta que las dietas veganas basadas en plantas son mejores para las mujeres con SOP, a menudo citan los beneficios para la salud que esta dieta promueve. Las mujeres con SOP tienen un problema de resistencia a la insulina, inflamación crónica, microbiomas intestinales alterados y andrógenos elevados (McMaken, 2017). Los beneficios de una dieta vegana basada en plantas parecen corregir o ayudar a estos problemas.

Los atributos positivos de dicha dieta son la disminución de la resistencia a la insulina, los niveles de colesterol y la inflamación. Los veganos también disfrutan de un microbioma intestinal más saludable y pérdida de peso. Sin embargo, hay una clara desventaja en una dieta vegana: hay que apoyar esta dieta con suplementos alternativos para obtener vitamina B12, calcio, hierro, omega 3 y colina.

Sin embargo, una dieta vegana tiene el beneficio adicional de ser rica en nutrientes como vitamina B6 y vitamina C, folato, potasio, magnesio, fósforo y betacaroteno.

El Poder De Una Dieta Vegana A Base De Plantas

El resultado final de cualquier dieta que vaya a ayudar con el SOP es el período de tiempo que una mujer pasa en esta dieta. Un período inicial de cuatro semanas o un mes es el promedio de una mujer que sigue una dieta, pero ¿es lo suficientemente largo como para tener un impacto en el SOP? Un plan de dieta a largo plazo va a ser más beneficioso para mejorar los síntomas del SOP, pero ¿qué se necesita para mantener una dieta? La dieta vegana, teóricamente, suena genial. Tienes fibra y alimentos densos en nutrientes por los que estar entusiasmada. Llenar tu plato con un arco iris de frutas y verduras no sólo puede ser visualmente estimulante, sino que también puede estimular tu paladar y hacer que te sientas mentalmente bien contigo misma por comer muy saludable.

Pero, ¿qué va a pasar cuando empieces a perder productos de origen animal? ¿Sucederá? ¿Puede tu antojo de carne satisfacerse con un plato lleno de verduras? Uno puede argumentar que se puede comprar una variedad de productos veganos que simulan la carne, pero ¿serán estos productos tan nutritivos como la carne de res? Y, sobre todo, ¿estos productos siguen cumpliendo con las pautas de una dieta vegana basada en plantas?

Muchas veces cuando una persona elige ser vegana, tiene motivos no alimentarios. Pueden elegir no comer productos de origen animal por razones ambientales o por su amor a los animales. Comer vegano puede ser sobre la ética de no comer nada que tenga cara.

Una persona que es vegana a menudo hace una declaración moral con lo que elige comer. Las opciones de comida se convierten en lo que el vegano cree y en lo que ella apoya. Tal vez es toda esta emoción la que mantiene a un vegano en su dieta basada en plantas.

¿Qué sucede cuando sigues una dieta vegana sólo por razones de salud? ¿Tendrás la valentía de apegarte a ella?

El problema número uno es que debes seguir una dieta durante un período de tiempo significativo para poder cosechar los beneficios. Si estás siguiendo una dieta en la que es difícil cumplir, es posible que no obtengas los beneficios de salud que necesitas.

La vida nos pasa a los mejores de nosotros y habrá días en los que no estés preparada para comer a la carrera. Dejas tu dieta vegana basada en plantas y comes algo que no está en tu dieta. Esto comienza a suceder, una vez, dos veces, y tal vez tres veces, y luego, ¿en qué parte de tu plan de recuperación alimentaria saludable te encuentras?

Una dieta vegana basada en plantas es alta en algunos beneficios nutricionales, pero baja en conveniencia y practicidad. Todavía puedes cosechar los beneficios de una dieta vegana sin tener que hacer los sacrificios que un vegano hace. La alimentación saludable incluye muy a menudo porciones saludables de frutas y verduras densas en nutrientes y carbohidratos complejos. Las proteínas de los productos de origen animal se consumen en porciones saludables. Al final, una dieta vegana pide demasiados sacrificios que llevan a una incompatibilidad con la vida real.

Resumen del Capítulo

- Una dieta vegana basada en plantas tiene muchas cualidades que pueden beneficiar a las mujeres con SOP.

● Es difícil mantenerse en una dieta vegana debido a todas las cosas que no se pueden comer.

● Es mucho más fácil seguir otro tipo de dieta y obtener los mismos resultados que si siguieras una dieta vegana.

En el siguiente capítulo, aprenderás sobre los suplementos alternativos que pueden ayudar con los síntomas del SOP.

Capítulo Doce: Suplementos Y Medicamentos Adicionales

Hay muchas personas que defenderán la medicina alternativa como legítima y que realmente ayuda a aliviar los síntomas de una enfermedad. Algunas de estas mismas personas incluso llegan a decir que la medicina alternativa puede curar una enfermedad cuando un medicamento recetado no puede hacerlo.

En el caso del SOP, hay medicamentos alternativos que parecen estar marcando la diferencia. Lo que sigue es una lista de suplementos o medicinas alternativas que han demostrado ayudar a los diferentes síntomas del SOP.

Aunque es tentador ir a comprar estos suplementos y administrarlos tú misma, esta lista no es lo suficientemente completa como para decirte cómo tomar estos suplementos de una manera que sea segura y efectiva. Se recomienda que veas a un médico que se especialice en SOP y que esté familiarizado con estos suplementos y cómo funcionan.

La siguiente es una guía que puedes usar cuando consultes a un profesional de la salud sobre el SOP y los suplementos y medicamentos alternativos que lo tratan.

Magnesio

El magnesio, el elemento químico que es representado como MG y tiene un número atómico de 12, ha estado a la vanguardia de los suplementos que se dan a las mujeres con SOP.

El magnesio parece ayudar con la resistencia a la insulina y por lo tanto, disminuir las posibilidades de desarrollar diabetes. Como sabes, la resistencia a la insulina está en el centro del SOP. Por lo tanto, ser capaz de tomar algo que pueda ayudar con la resistencia a la insulina es un gran problema.

Otros síntomas con los que el magnesio ayuda incluyen ansiedad, presión arterial, síntomas del síndrome premenstrual y sueño.

La manera en que el magnesio ayuda con la ansiedad es calmando el sistema nervioso y previniendo la creación excesiva de cortisol, la hormona del estrés. Las glándulas suprarrenales producen cortisol y el magnesio apoya esta producción. Cuando el estrés ocurre, el magnesio escasea porque está ayudando a las glándulas suprarrenales con tu producción de cortisol (Grassi, 2019).

Existen diferentes tipos de magnesio en el mercado: glicinato de magnesio (producto de malato de magnesio), citrato de magnesio, gluconato de magnesio, oroato de magnesio y aspartato de magnesio. Ten cuidado al tomar óxido de magnesio porque es difícil de absorber y a menudo causa diarrea. Además, el citrato de magnesio sólo debe tomarse cuando estás estreñida, ya que puede producir heces blandas. La dosis recomendada de magnesio es de 400-600 mg al día. También se recomienda que tome calcio en una proporción de 2:1 de calcio a magnesio (Grassi, 2019).

Los alimentos con alto contenido de magnesio lo son:

- Semillas: semillas de calabaza, semillas de girasol y semillas de sésamo
- Nueces: almendras y avellanas
- Legumbres: maní, frijoles negros y soya
- Proteína de suero de leche
- Granos: arroz, avena, sorgo, cebada y tef
- Verduras: espinacas y patatas
- Chocolate crudo

Vitamina D

Si tienes SOP, es importante que tu médico revise tus niveles de vitamina D. Si tienes deficiencia, será necesario que tomes vitamina D como suplemento. En dos estudios diferentes, se demostró que la vitamina D mejora la regularidad menstrual y aumenta la fertilidad.

La vitamina D es conocida por su papel en el equilibrio hormonal y las inmunidades. Los profesionales de la salud son cuidadosos con la cantidad de vitamina D que recomiendan porque se sabe que la vitamina se adhiere a las paredes de tus arterias, haciendo que éstas se endurezcan. Los médicos a menudo recetan vitamina K y vitamina A para ayudar a reducir este riesgo.

El *Journal of Obstetrics & Gynecology* realizó un estudio con mujeres con SOP infértiles que tomaron 1000 miligramos de calcio y 400 de vitamina D internacional (UI) por día. Al final de los tres meses, las mujeres reportaron mejorías en su regularidad menstrual. La vitamina D y el calcio pueden ayudar a regular tus ciclos menstruales y a ovular.

El *European Journal of Endocrinology* realizó un estudio con mujeres que tenían SOP y eran infértiles. Los resultados del estudio mostraron que las mujeres en el estudio tenían folículos más maduros, lo que las hacía más propensas a quedar embarazadas. Las mujeres que no tomaron vitamina D tuvieron folículos menos maduros y, por lo tanto, una menor probabilidad de quedar embarazadas.

Otros estudios han reportado que la vitamina D no sólo mejora la fertilidad, sino que también reduce los niveles de testosterona y la inflamación (Grassi, 2018).

Los alimentos con alto contenido de vitamina D son los productos lácteos fortificados (leche, yogur, etc.), los huevos, el hígado, el pez espada, el salmón, el atún y el aceite de hígado de bacalao.

Zinc

El zinc es un elemento químico que ayuda a mejorar la fertilidad, contrarrestar los efectos del exceso de testosterona y reducir la inflamación cuando se toma con magnesio.

Un estudio de *Biological Trace Elements Research* dio 50 mg de zinc diariamente a un grupo de mujeres y un placebo a otro. Todas las mujeres tenían SOP. Después de ocho semanas, el 41.7% de las mujeres tuvieron significativamente menos pérdida de cabello en comparación con las mujeres que tomaron el placebo. Además, vieron una reducción en el crecimiento del vello relacionado con el hirsutismo.

Se sabe que el zinc forma parte de los folículos pilosos y puede evitar que el cabello se caiga mientras que también estimula el crecimiento del mismo. Por lo tanto, los investigadores están interesados en cómo funciona con las mujeres que tienen SOP y tienen problemas con la pérdida de cabello y el crecimiento excesivo del cabello.

El *Journal of Obstetrics and Gynecology Research* examinó a las mujeres con PMS (síndrome premenstraul) dándoles 50 mg de Zinc durante las últimas dos semanas de su ciclo menstrual. Las mujeres que no tomaron el placebo tuvieron un aumento significativo en su calidad de vida y experimentaron una mejoría en sus síntomas de PMS.

Algunos teóricos médicos creen que el zinc se une a la insulina y la ayudan a llevar la glucosa a las células. Las mujeres con SOP que son resistentes a la insulina tienen niveles bajos de zinc, mientras que las mujeres con SOP que no tienen problemas con la insulina tienen niveles más altos de zinc (Grassi, 2017).

También es importante señalar que se sabe que las píldoras anticonceptivas reducen los niveles de zinc (Grassi, 2017). Dicho esto, se ha demostrado que el zinc mejora la fertilidad y reduce los efectos de los altos niveles de testosterona en mujeres con SOP.

Los alimentos con alto contenido de Zinc son:

- Mariscos, especialmente ostras
- Carne: carne de res, bisonte, cordero y pavo
- Legumbres: frijoles negros, judías
- Semillas: calabaza y girasol

Cromo

El cromo es un elemento químico que ayuda a metabolizar el azúcar. Esto a su vez ayuda a estabilizar la resistencia a la insulina. También puede mejorar tu índice de masa corporal (Grassi, 2017).

B12

La vitamina B12 es conocida por su papel en la formación de glóbulos rojos, la síntesis de ADN y la función nerviosa. Además, la B12 puede mejorar la fertilidad y la fatiga en mujeres con SOP (Groves, 2018).

Los alimentos ricos en vitamina B12 son:

- Mariscos: mejillones, ostras y cangrejos
- Pescado: arenque y salmón
- Carne: hígado, ternera y cerdo
- Huevos
- Productos lácteos: leche y yogur

Folato o B9

El folato es diferente del ácido fólico. El folato es la vitamina B9 y el ácido fólico es la forma sintética de B9. El folato es conocido por mejorar los niveles de azúcar y lípidos en la sangre. También reduce los marcadores inflamatorios en mujeres con SOP (Groves, 2018). El folato y la vitamina B 12 mejoran la resistencia a la insulina en pacientes con síndromes metabólicos como el SOP (Groves, 2018).

Los alimentos ricos en folato son:

- Legumbres: judías, frijoles negros y soya

- Verduras: espárragos, remolachas, espinacas, brócoli, guisantes, coles y coles verdes.

Las Vitaminas "B"

Uno de los conjuntos más importantes de vitaminas para el SOP son las vitaminas B: B2, B3 y B6. Estas vitaminas ayudan a corregir los síntomas del SOP. Ayudan al hígado a transformar las hormonas viejas en sustancias inofensivas que pueden ser excretadas del cuerpo.

Algunas mujeres con SOP tienen problemas para aumentar demasiado peso. Esto ocurre porque son resistentes a la insulina. Las vitaminas B2, B3, B5 y B6 ayudan al cuerpo a controlar el aumento de peso.

B2 ayuda a transformar la grasa, el azúcar y las proteínas en energía.

B3 ayuda al cuerpo a hacer frente al aumento de los niveles de azúcar en la sangre al ser parte del factor de tolerancia a la glucosa. En particular, el B3 ayuda a mantener los niveles de glucosa en equilibrio.

B5 controla el metabolismo de la grasa, que a su vez ayuda al cuerpo a perder peso.

B6 mantiene el equilibrio hormonal.

B6, B2 y B3 son esenciales para la producción normal de la hormona tiroidea. Si estas tres hormonas están desequilibradas, la función tiroidea está desactivada, y esto afecta al metabolismo y, por lo tanto, al SOP.

B8, inositol, como el B3 también ayuda a combatir la resistencia a la insulina y favorece la fertilidad.

Las vitaminas y los minerales no son las únicas alternativas para ayudar a revertir los síntomas del SOP. Hay muchas hierbas y aceites que pueden ayudar.

Cuando se trata de la resistencia a la insulina, hay varias opciones alternativas que pueden ayudar. La canela, la albahaca sagrada de cúrcuma (curcumina), la raíz de regaliz y la berberina, una hierba utilizada en la medicina china, ayudan a prevenir la resistencia a la insulina.

Cuando estás teniendo problemas con tus ciclos menstruales y ovulación, hay algunos suplementos herbales a los que puedes recurrir. La onagra puede ayudar con la menstruación, mientras que el tribulus terrestris también puede ayudar con la menstruación. También estimula la ovulación y ayuda a disminuir el número de quistes ováricos que se encuentran en mujeres con SOP. El sauzgatillo se ha utilizado durante siglos para mejorar los síntomas del síndrome premenstrual (Groves, 2018). El aceite de hígado de bacalao también ayuda con la menstruación y con la eliminación de grasa alrededor de la cintura.

La inflamación es a veces un problema asociado con el SOP, pero la cúrcuma y la raíz de regaliz pueden ayudar.

Y, aunque no es un suplemento herbario, los probióticos pueden reducir la inflamación e incluso regular las hormonas sexuales.

Hay dos hierbas tradicionales que se pueden usar para ayudar con los síntomas del SOP. Ashwagandha, también llamado "ginseng indio" equilibra los niveles de cortisol, mejorando el estrés y los síntomas del SOP, como la liberación del exceso de andrógenos (Groves, 2018). La raíz de Macca es una hierba tradicional que mejora la fertilidad y la libido. También ayuda con la depresión.

Recuerda tener cuidado cuando estés tomando suplementos herbales porque no han sido aprobados por la FDA. Siempre trabaja con un profesional de la salud que tenga conocimientos sobre medicina alternativa.

Aunque este capítulo ha tratado sobre las medicinas alternativas, la realidad es que podría ser más fácil tomar medicamentos recetados porque, afrontémoslo, es más difícil encontrar un médico que esté dispuesto a supervisar el uso de suplementos alternativos. Por lo tanto, voy a proporcionarte una lista de medicamentos que se utilizan en el tratamiento del SOP. Es bueno saber para qué se usan estos medicamentos. No voy a usar los nombres comerciales de estos medicamentos, pero explicaré lo que el grupo de estos medicamentos hace para ayudar con el manejo del SOP.

El primer grupo de medicamentos trata los síntomas que son un subproducto del SOP:

- Estatinas - reduce la síntesis de colesterol para que el hígado pueda eliminar el colesterol LBL circulante.

- Antihipertensivos - medicamentos que tratan la hipertensión (presión arterial alta).

- Antidepresivos - medicamentos que ayudan a aumentar el nivel de aminas biogénicas como la norepinefrina, la serotonina y la dopamina.

- Benzodiazepinas - medicamentos que tratan la ansiedad.

Este segundo grupo de medicamentos ayuda a corregir los síntomas del SOP:

- Inhibidor de la aromatasa - utilizado en el tratamiento de la infertilidad. Este medicamento reduce la cantidad total de estrógeno producido por el cuerpo.

- Inhibidor de la 5-alfa-reductasa - trata el hirsutismo inhibiendo la conversión de testosterona a DHT (Dihidrotestosterona).

- Anti androgénicos - reduce el exceso de andrógenos para que haya una disminución en la pérdida de cabello (alopecia), acné y crecimiento anormal de vello en la rostro y el cuerpo (hirsutismo).

- Agente sensibilizador de la insulina - manejo de ciclos menstruales irregulares, infertilidad, resistencia a la insulina e hirsutismo.

- Agente de inducción de la ovulación - trabaja en la glándula pituitaria para liberar hormonas que estimulan la ovulación.

- Anticonceptivos orales - manejo de irregularidades menstruales y ayuda con el exceso de vello facial y corporal (hirsutismo).

Los medicamentos recetados pueden ser una bendición en el tratamiento del SOP, pero también tienen algunas desventajas. He aquí una lista (McCulloch, 2016) de algunas deficiencias que ocurren cuando se toman estos medicamentos:

La disminución del folato puede ocurrir cuando tomas antidepresivos, Metformina, píldoras anticonceptivas y Espironolactona.

La disminución de B12, B1 y vitamina A puede ocurrir cuando tomas píldoras anticonceptivas y Metformina.

Cuando tomas píldoras anticonceptivas, puedes tener una disminución de magnesio y zinc. Para más información sobre el control de natalidad, hormonas y otros elementos fuera de la dieta que afectan los síntomas del síndrome de ovario poliquístico de diversas maneras, consulta la pieza complementaria de este libro, "*PCOS, The New Science of Completely Reversing Symptoms*" (SOP, La Nueva Ciencia De La Reversión Completa De Los Síntomas), por mí misma, Jane Kennedy.

Este libro no debe ser un sustituto del consejo médico. Aquellas que no ven mejoría pueden recurrir a los medicamentos. Consulta siempre a tu médico para obtener consejo.

Resumen del Capítulo

- Existen muchos suplementos naturales que ayudan a aliviar los síntomas del SOP.

- Hay medicamentos que son usados para controlar los síntomas del SOP.

- Es importante encontrar un profesional de la salud que sea experto en saber todo sobre los suplementos alternativos y las medicinas que se administran para tratar el SOP.

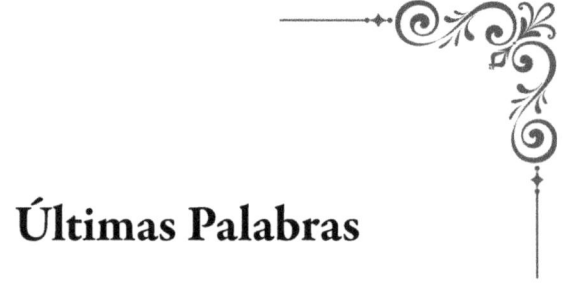

Últimas Palabras

Parece una tarea imposible, revertir un síndrome metabólico que no tiene una cura oficial. Sin embargo, se puede hacer. Muchas mujeres lo han hecho cambiando su estilo de vida para incluir una alimentación saludable. Los nutrientes contenidos en los alimentos tienen una forma de curarnos como ninguna otra sustancia puede hacerlo. La dieta anti-inflamatoria, la dieta ceto y los consejos para la dieta del SOP tienen un lugar en la mesa cuando se trata de mejorar la salud de las mujeres con SOP. Todas estas dietas tienen en común una alimentación saludable, aunque llevan a cabo lo mismo de diferentes maneras. Los capítulos de este libro sobre estas dietas son un buen punto de partida. En general, una dieta saludable puede tener un impacto positivo en los síntomas del SOP.

Los cambios en el estilo de vida también pueden mejorar tus síntomas. En este libro, discutimos el índice glucémico, las interrupciones en la dieta, la mentalidad correcta para hacer dieta y el papel del ejercicio en la vida de una mujer con SOP. Conocer los conceptos básicos sobre el índice glucémico es especialmente importante para suprimir la resistencia a la insulina. Comer alimentos con un índice glucémico bajo ayuda a regular la cantidad de insulina que se libera en el torrente sanguíneo. Otra técnica importante que hay que aprender es la de tomar recesos para ayudar a mantener una dieta o un plan de alimentación a largo plazo. Tener la mentalidad correcta para la dieta puede ser la diferencia entre el éxito y el fracaso. Es importante tener una actitud positiva para llevar a cabo algo tan difícil como cambiar la forma de comer. Una buena mentalidad y las metas correctas pueden hacer toda la diferencia. Por último, el papel que desempeña el ejercicio es especialmente importante para un organismo que lidia con SOP. Desarrollar hábitos que te ayuden a perder peso es una ventaja importante para tratar de recuperarte de los síntomas del SOP.

Hay distintos tipos de SOP que aparecen en las mujeres. No todas las mujeres tienen los mismos síntomas, y esto es importante para tratar el SOP. No todas las mujeres tendrán dificultad para ovular o un crecimiento grueso de vello. Sin embargo, un rasgo que la mayoría de las mujeres con SOP comparten es la resistencia a la insulina. La incapacidad de las células para responder a la insulina es un gran problema que conduce a graves consecuencias. Una de ellas es el exceso de andrógenos que causan un fuerte crecimiento de vello en el rostro y el cuerpo, acné severo y calvicie de patrón masculino.

En el último capítulo se exploraron remedios y suplementos alternativos para llamar la atención sobre las vitaminas y minerales que también se pueden encontrar en lo que comes. Cuando tu dieta no te da lo que necesita, es bueno tener un plan de respaldo. Los suplementos pueden proporcionar este apoyo adicional. Debes saber acerca de los diferentes medicamentos que se administran a las mujeres con SOP. Es importante consultar con tu médico para saber qué medicamentos y suplementos se adaptan mejor al tipo de SOP que tienes.

En este libro, he tratado de traerles la información que he recopilado de las últimas fuentes científicas y de investigación. Además, diferentes testimonios de mujeres con SOP guiaron la redacción de este libro. El SOP es el síndrome metabólico más común en las mujeres. Es también la causa principal de infertilidad en las mujeres. No ser capaz de ovular es extremadamente difícil para muchas mujeres. Es un síntoma difícil de tratar cuando quieres ser madre. Además, los síntomas como el exceso de vello facial, el aumento de peso severo y la calvicie de patrón masculino hacen que sea difícil pasar un día normal. Sin embargo, hay algo que puedes hacer con respecto a tus síntomas y es tomar las riendas de tu dieta y comer saludablemente.

Si le quitas una sola cosa a este libro, espero que sea el sentimiento de empoderamiento. No va a ser fácil tomar las riendas de un síndrome como el SOP, pero se puede hacer. Cuanto más aprendas sobre el SOP, más armas tendrás para combatirlo. Armas es una palabra agresiva, pero quizás, es más importante fortalecerse y luchar contra el SOP y salir del otro lado sintiéndote mejor y a cargo de tu vida.

Mientras hacía mi investigación, me sorprendió la valentía de las mujeres que han luchado contra los síntomas del SOP. Encontré una página de Pinterest llena de notas alentadoras para luchar contra el SOP, e incluso descubrí que el SOP tiene su propia cinta como el cáncer de mama. El color de esta cinta es un tono de azul increíblemente bello.

En el curso de escribir este libro, descubrí por accidente que tengo una amiga que tiene SOP. Estaba en una reunión de la escuela y le felicité por su cabello. Verás, en todas las fotos que veo de ella en Facebook, siempre tiene el cabello más hermoso.

Me dio una sonrisa triste y me admitió que tiene alopecia y que en realidad ha perdido el cabello. Luego empezamos a hablar sobre el SOP, y me contó sobre los cambios en el estilo de vida que había hecho a lo largo de un año. Finalmente, después de luchar para encontrar la dieta correcta, estaba empezando a ver signos de mejoría. Me ilustró que aunque el SOP es una enfermedad muy extendida, la batalla para revertir los síntomas es algo muy personal y se ve diferente para cada mujer. La dieta que elijas debe significar algo para ti. La elección de hacer ejercicio se reduce a un compromiso diario para ayudar a tu cuerpo a quemar calorías de manera más eficiente. Mi amiga me habló de sus luchas y que le había resultado difícil encontrar información crucial sobre el SOP. Con este libro, espero que las mujeres que necesitan esta información encuentren lo que buscan.

Me gustaría terminar este libro con una cita de un meme que me inspiró mucho:

"Cuando te sientes tentado a rendirte, tu logro está probablemente a la vuelta de la esquina."

- Joyce Meyer, PCOSLIVING.COM

Espero que hayas disfrutado del contenido de este libro y, lo más importante, que hayas aprendido algo que puedas aplicar en tu esfuerzo por vivir una vida mejor con SOP. Si también estás interesada en aprender una colección de métodos adicionales que las personas están usando para combatir el SOP fuera de la dieta, por favor revisa el libro que complementa este, SOP - The New Science of Completely Reversing Symptoms, también escrito por mí.

Si disfrutaste de este libro, **por favor ¡considera dejar una reseña!** Esto es una gran ayuda para mí y me ayuda a poner más contenido como este. ¡Gracias por leer y buena suerte en tu viaje!

Referencias

Beat PCOS with Kym Campbell. (2019, September 27). Obtenido de https://beatpcos.com/

Briden, L. (2018). *Period repair manual: every woman's guide to better periods.* Sydney, N.S.W.: Macmillan.

Can you sing while you work out? (2019, August 6). Obtenido de https://www.mayoclinic.org/healthy-lifestyle/fitness/in-depth/exercise-intensity/art-20046887

Coyle, D. (2017, November 7). A Beginner's Guide to the Low-Glycemic Diet. Obtenido de September 3, 2019, from https://www.healthline.com/nutrition/low-glycemic-diet.

Jean Hailes Foundation. (2011). *Evidence-based guideline for the assessment and management of polycystic ovary syndrome.* Clayton South, Victoria.

Futterweit, W., & Ryan, G. (2006). *A patients guide to Pcos: understanding and reversing polycystic ovarian syndrome.*

Galan, N. (2019, May 26). The Role Diet and Nutrition Play in PCOS Health. Obtenido de https://www.verywellhealth.com/vitamins-and-minerals-the-role-they-play-pcos-health-2616482

Glucophage (Metformin) and Diabetes. (0AD). Obtenido de https://www.diabetes.co.uk/diabetes-medication/glucophage.html

Grassi, A. (2018, February 28). 3 Reasons to Take Vitamin D If You Have PCOS. Obtenido de https://www.verywellhealth.com/vitamin-d-more-than-just-a-vitamin-2616313

Grassi, A. (2019, June 24). What Women With PCOS Should Know About Magnesium. Obtenido de https://www.verywellhealth.com/pcos-and-magnesium-4145000

Groves, M. (0AD). Post May 6, 2018, Obtenido de https://www.avocadogrovenutrition.com/post/5-nutrients-for-women-with-pcos.

Gurevich, R. (2019, September 7). Androgens & PCOS: Excess Levels & What It Means. Obtenido de https://www.verywellhealth.com/androgens-and-pcos-excess-levels-what-it-means-4156771

Harris, C., & Francis-Cheung, T. (2016). *Pcos diet book: how you can use the nutritional approach to deal with polycystic ovary syndrome.*

Harvard Health Publishing. (0AD). Foods that fight inflammation. Obtenido de https://www.health.harvard.edu/staying-healthy/foods-that-fight-inflammation

Hospital, B. and W. (2015, July 16). Understanding Polycystic Ovary Syndrome Video – Brigham and Women's Hospital. Obtenido de https://www.youtube.com/watch?v=Az9lWdqe-baU

How to Use Your BMR to Lose Weight. (9AD). Obtenido de https://www.livestrong.com/article/266994-how-to-lose-weight-with-bmr/

Karamali, m, Kashanian, m, Alaeinasab, s, & Asemi, z. (2018, August 31). The effect of dietary soy intake on weight loss, glycaemic control, lipid profiles and biomarkers of inflammation and oxidative stress in women with polycystic ovary syndrome: a randomised clinical trial. September 3, 2019, obtenido de https://www.ncbi.nlm.nih.gov/pubmed/29468748.

Lagroue, C. (0AD). Can Diet and Exercise Actually Improve PCOS Symptoms? Obtenido de https://www.self.com/story/pcos-diet-exercise

McCulloch, F. (2016). *8 Steps to reverse your Pcos: a proven program to reset your hormones, repair your metabolism and restore your fertility.* Austin, TX: Greenleaf Book Group Press.

McMacken, M., & Shah, S. (2017, May). A plant-based diet for the prevention and treatment of type 2 diabetes. September 3, 2019, Obtenido de https://www.ncbi.nlm.nih.gov/pmc/articles/PMC5466941/.

Morris, A., & Rossiter, M. (2011). *Anti-inflammation diet for dummies.*

Orlov, A. (2017, October 3). How to Calculate Your BMR (And Why It Matters). Obtenido de https://dailyburn.com/life/health/how-to-calculate-bmr/

Prakash, S. (2018, December 1). PCOS: A lifestyle disorder. Obtenido de https://www.telegraphindia.com/health/pcos-a-lifestyle-disorder/cid/1677239

Rose, H. (2014). *Heather How to beat Pcos Naturally and Regain A healthy and fertile life now. A simple guide on Pcos DIet and EXercises to ConPCOS Permanently today.* Yap Kee Chong.

Stevens, P. (2016). *Pcos Diet Plan: The Ultimate Guide To Unlocking Polycystic Ovaries With Pcos Diet*

As A Pcos Treatment Approach That Correct Insulin Resistance Today.

Watson, K. (2018, April 6). 30 Natural Ways to Help Treat Polycystic Ovary Syndrome (PCOS). Obtenido de 30 Natural Ways to Help Treat Polycystic Ovary Syndrome (PCOS)

What Does Zinc Have to Do with PCOS? A Lot! (2019, February 5). Obtenido de https://www.pcosnutrition.com/zinc-for-pcos/

Did you love *La Dieta Del SOP*? Then you should read *El Manual de Fertilidad Del SOP: Una Guía Paso a Paso Para Recuperar Tu Fertilidad con El Síndrome de Ovario Poliquístico, Regular Tus Hormonas y Revertir Tus Síntomas No Deseados Sin Necesidad Dietas*[1] by Jane Kennedy!

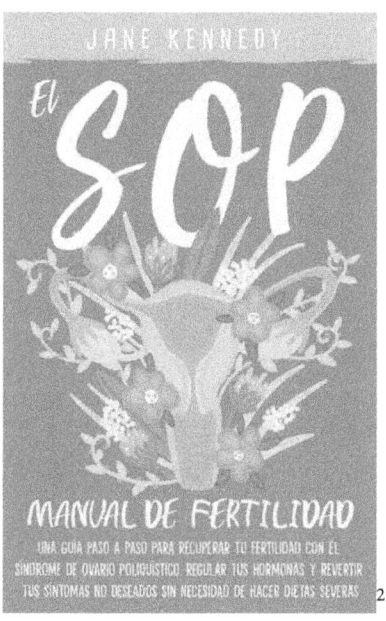[2]

Muchas mujeres creen que no hay nada que se pueda hacer con respecto a su diagnóstico de SOP.

A veces puede parecer que no hay opciones reales para deshacer el pandemonio de problemas que el Síndrome de Ovarios Poliquístico le hace a nuestros cuerpos, lo cual puede hacer

---

1. https://books2read.com/u/4DyVK7

2. https://books2read.com/u/4DyVK7

que nos sintamos estresadas, o incluso que empecemos a perder la esperanza.

Antes de que tires la toalla, es importante saber que un sinnúmero de casos registrados de mujeres que han revertido los síntomas no deseados, equilibrado las hormonas de su cuerpo y logrado embarazos exitosos después de un diagnóstico de SOP han demostrado que *hay esperanza* para todas nosotras.

Pero por supuesto, a menudo nos cansamos de los típicos consejos de disco rayado que a menudo repiten nuestros médicos. "Dieta. Bajar de peso. Quedar embarazada".

¿Por qué confiar en este consejo vago, inespecífico y difícil cuando se ha acumulado muy recientemente un volumen de nuevos estudios que muestran resultados que pueden lograrse mediante una variedad de técnicas fácilmente disponibles para todas nosotras?

Y lo mejor de todo es que *no* tienen su origen en la restricción de la dieta y el ejercicio.

Dejo el consejo de dieta completamente a mi otro libro, La Dieta del SOP, y dedico este volumen exclusivamente a la información extraída de la riqueza de los nuevos estudios científicos sobre el SOP, muchos de ellos relacionados con la fertilidad y el embarazo, que han sido **casi totalmente ignorados hasta ahora.**

Como el *único libro sobre el SOP que no se centra en los métodos de pérdida de peso* para tratar el síndrome, encontrarás una colección casi exhaustiva de las técnicas no relacionadas con la dieta para tratar el SOP que están actualmente disponibles para ti. ¡Sin lugar a dudas, este libro examina los estudios mencionados, mientras que también explora los remedios caseros, algunos de ellos de apariencia extraña, por los que muchas mujeres tienen fe!

Dentro, encontrarás:

Cómo un tipo específico de bacteria puede reducir tus síntomas hasta en un 21%Los suplementos destructivos de síntomas que los doctores no prescriben, pero necesitas tomarCómo abordar síntomas específicos, y los resultados que se deben esperarConsejos sobre fertilidad y todos los datos para lograr un embarazo con SOPCómo un tipo específico de nuez está causando que los síntomas de algunas mujeres desaparezcanTécnicas mentales para combatir el estrés y los cambios de humorLo que el SOP significa realmente para tus posibilidades de ser madreEl único tipo de alimento que hay que evitar a toda costa

Y mucho más...

Sí, este volumen contiene los consejos básicos sobre el SOP que toda mujer necesita saber y que muchos de nosotras hemos escuchado antes, pero también está garantizado que contiene nuevos pedazos de información no publicados anteriormente para los veteranos de ahí fuera. Incluso si los métodos que has probado han sido ineficaces, *no* te quedas sin opciones, y puedes encontrarlas dentro. ¡No dejes tu embarazo o tus síntomas al azar! Empieza a leer este libro hoy mismo.

Also by Jane Kennedy

PCOS - The New Science of Completely Reversing Symptoms While Restoring Hormone Balance, Mental Health, and Fertility For Good: A newly diagnosed beginner's guide

The PCOS Diet - A Science Backed Eating Plan for Reversing Symptoms Through Restored Hormone Balance, Increased Fertility, and Weight Loss! : Insulin Resistance, Anti-inflammatory, Keto, and Vegan

The PCOS Fertility & Diet Set - The Polycystic Ovarian Syndrome Newcomer's Guide to Restoring Your Fertility, Targeting Symptoms, Balancing Your Hormones, and Effectively Losing Weight

El Manual de Fertilidad Del SOP: Una Guía Paso a Paso Para Recuperar Tu Fertilidad con El Síndrome de Ovario Poliquístico, Regular Tus Hormonas y Revertir Tus Síntomas No Deseados Sin Necesidad Dietas

La Dieta Del SOP